Bernadette Fisers

O PEQUENO LIVRO PARA UMA GRANDE PERDA DE PESO

TRADUÇÃO DE

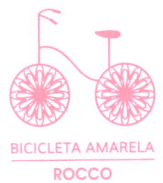

BICICLETA AMARELA
ROCCO

Título original
THE LITTLE BOOK OF BIG WEIGHTLOSS

Esta obra não tem por objetivo substituir a orientação de médicos. O leitor deve consultar com regularidade um médico nas questões relacionadas à sua saúde e em particular sobre qualquer sintoma que exija diagnóstico e orientação médica. Todo programa de perda de peso deve ser supervisionado por um médico qualificado.

Primeira publicação por Bernadette Fisers, 2016
Esta edição revisada publicada por Penguin Random House Australia Pty Ltd, 2017

Copyright do texto e da marca registrada © Bernadette Fisers, 2017

O direito moral da autora foi assegurado.

Todos os direitos reservados. Nenhuma parte desta obra pode ser reproduzida ou transmitida por qualquer forma ou meio eletrônico ou mecânico, inclusive fotocópia, gravação ou sistema de armazenagem e recuperação de informação, sem a permissão escrita do editor.

Capa e design texto por Myrtle Jeffs
Tipologia em Helvetica Neue por Myrtle Jeffs
Ilustrações © Leremy/Shutterstock.com
Foto da autora por Terence Langendoen

BICICLETA AMARELA
O selo de bem-estar da Editora Rocco Ltda.

Direitos para a língua portuguesa reservados
com exclusividade para o Brasil à
EDITORA ROCCO LTDA.
Rua Evaristo da Veiga, 65 – 11º andar
Passeio Corporate – Torre 1
20031-040 – Rio de Janeiro – RJ
Tel.: (21) 3525-2000 – Fax: (21) 3525-2001
rocco@rocco.com.br | www.rocco.com.br

Printed in Brazil/Impresso no Brasil

Revisão técnica: SHEILA FONTES MILIANTE

CIP-Brasil. Catalogação na publicação.
Sindicato Nacional dos Editores de Livros, RJ.

F564p   Fisers, Bernadette
         O pequeno livro para uma grande perda de peso / Bernadette Fisers; tradução de Fabienne W. Mercês. – 1ª ed. – Rio de Janeiro: Bicicleta Amarela, 2020.

         Tradução de: The Little Book of Big Weightloss

         ISBN 978-85-68696-75-0

         ISBN 978-85-68696-76-7 (e-book)

         1. Emagrecimento. 2. Hábitos da saúde. 3. Dieta de emagrecimento. I. Mercês, Fabienne W. II. Título.

19-60723   CDD-613.25   CDU-613.24

Meri Gleice Rodrigues de Souza – Bibliotecária CRB-7/6439

O texto deste livro obedece às normas do
Acordo Ortográfico da Língua Portuguesa.

Sumário

7
Olá
13 Benefícios

17
Corpo
18 Açúcar
22 Processados
26 Refrigerante
30 Água
32 Dietéticos
36 Carboidratos
40 Jejum
44 Frutas
48 Caminhar
52 Rótulos
56 Integral
60 Café
62 Chá-verde
64 Sono
68 Velocidade
70 Porções
74 Álcool
76 Saladas
78 Lanches
82 Preparo

87
Mente
88 Escute
90 Estresse
94 Convenções
98 Fome
102 Doces
106 Mídia
110 Calorias
112 Orgânicos
114 Substitutos
116 Gentil
120 Comemore

124
Começo
128 Armários
130 Típico
132 Finalmente
134 Mantenha
136 Estudos Médicos
141 Agradecimentos

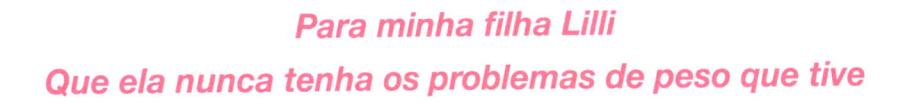

Para minha filha Lilli
Que ela nunca tenha os problemas de peso que tive

Olá :)

... Bem-vindo a uma versão mais saudável e magra de si...

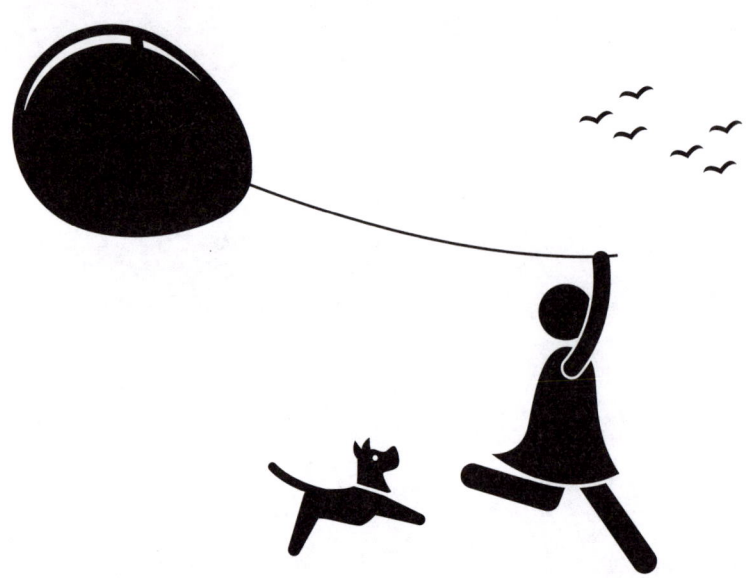

Não é divertido ser gorda. Ou, para ser politicamente correta, estar acima do peso. E sei exatamente do que estou falando. Houve um tempo em que eu estava bem acima do peso — na verdade, eu era imensa.

Sou uma mãe que trabalha fora o dia todo. Como muitas na mesma situação, o tempo era escasso e eu não fazia de mim uma prioridade. No meu pior momento, cheguei a pesar mais de alarmantes (e desconfortáveis) 128 kg. Com a altura de 1,75 m, isso fez com que o meu IMC alcançasse um espantoso 42 kg/m^2. Em termos médicos? Eu tinha obesidade mórbida.

Para mudar isso, eu precisava desesperadamente saber o que fazer para perder peso e ser saudável — e logo. Eu era gorda e engordava mais a cada minuto, chegando à beira da diabetes, com hipertensão e um fígado gorduroso. Minha médica estava surtando — e não posso culpá-la.

Eu estava cansada dos entediantes e caros livros de dieta com trezentas páginas, mas que só traziam algumas poucas dicas importantes. Não precisava de um treinador super em forma me dizendo como perder peso do alto de seu IMC de 12. Queria alguém que *entendesse de verdade* os danos emocional e físico; alguém que tivesse tido problemas com o próprio peso e que tivesse conseguido ser bem-sucedido em emagrecer. Alguém que fosse direto ao ponto e com rapidez. Eu não queria algumas respostas — queria todas!

Um relatório recente do Instituto Australiano de Saúde e Bem-Estar (Australian Institute of Health and Welfare, AIHW) revelou que temos um dos maiores índices de obesidade no mundo: 25% das crianças e colossais 63% dos adultos, na Austrália, estão acima do peso ou obesos. Curiosamente, há uma concentração 15% *maior* de casos de sobrepeso nas regiões periféricas ou nas áreas mais remotas da Austrália, em relação aos centros urbanos. Assustador. A Austrália é um dos países com mais obesos, junto com Estados Unidos e Reino Unido. É uma epidemia.

Por que existem mais obesos do que nunca? É óbvio: estamos recebendo a orientação errada.

De acordo com a AIHW, "peso excessivo, em especial a obesidade, é o maior fator de risco para doenças cardiovasculares, diabetes tipo 2, algumas condições musculoesqueléticas e alguns tipos de câncer. À medida que o excesso de peso aumenta, cresce junto o risco de desenvolver algumas dessas condições. Além disso, estar acima do peso pode impactar a capacidade de controlar ou gerenciar doenças crônicas". Não é assustador?

Sempre nos disseram para comermos menos e nos exercitarmos mais; por décadas, essa foi a solução recomendada para a perda de peso. Mas... bem... *e se estiver errada?* Também nos dizem que a culpa de sermos gordos é nossa, porque somos "preguiçosos demais, gulosos demais", ou não temos força de vontade, e uma avalanche de outras coisas ofensivas.

Isso tudo é uma *grande mentira*.

Então pare de se menosprezar e leia isto — leia e assimile, porque dá resultados... *rápidos*

Supermercados são um campo minado de alimentos açucarados e bebidas — e, infelizmente, o consumidor comum sempre é enganado. Como é de se esperar que você saiba o que é realmente saudável quando metade dos produtos rotulados como diet só vão fazer você engordar?

Existem muitas crenças falsas sobre o que vai dar resultados. Meu método para perda de peso não custa nada. É apenas uma mudança na maneira de fazer compras e comer. E até agora perdi 30 kg em 30 semanas.

Eu sei! Como assim? Espere enquanto me dou os parabéns!

Eu me sentia mal. Estava gorda. Eu estava desesperada por uma solução duradoura — e nada funcionava. Então comecei a ler e pesquisar, estudando publicações médicas recentes sobre perda de peso e perguntando a pessoas com quem trabalho — na maioria modelos jovens e em forma — o que comem.

E assim me tornei minha própria cobaia. Quando algo funcionava, eu buscava maneiras de dar uma intensificada naquilo. *Queria conseguir emagrecer o mais rápido possível sem me matar durante o processo.* Uma maneira de perder peso que tivesse efeito durador, já que eu tinha que emagrecer muito.

Queria emagrecer na velocidade da luz. Quando você é gorda, quer que a gordura desapareça, de preferência ontem. *Queria que a gordura fosse eliminada — permanentemente.* O plano de emagrecer tinha que ser algo com que eu pudesse me comprometer pelo resto da vida. Uma mudança para melhor do meu estilo de vida.

Isoladamente, os métodos não são novos. Mas juntos, assim como se combina hidrogênio com oxigênio para se obter água (H_2O), eles funcionam como mágica. É essa *combinação de métodos* que proporciona a perda de peso super-rápida. E, de quebra, ainda melhora a sua saúde. (Claro, não deixe de consultar seu médico também.)

Sei que você tem uma vida agitada, então este livro é uma versão condensada, de rápida leitura — ideias simples que funcionam. Grande perda de peso está *relacionada sobretudo* à *alimentação*. Exercício tem uma importância menor: para mim, é caminhar e, no verão, nadar. Este ano de biquíni...

Sigo essas regras todos os dias.

Apesar de todo mundo ser diferente, estes são os benefícios para a saúde que obtive comendo assim...

- Perda de peso (30 kg... até agora)
- Risco reduzido de diabetes
- Pressão arterial melhor
- Colesterol mais baixo
- Menor índice de gordura visceral
    (a gordura ruim envolvendo órgãos internos)
- Menos inflamações
- Melhor funcionamento do fígado
- Mais energia
- Menos cansaço
- Ótimo humor
- Pele brilhante
- Maior velocidade de raciocínio
- Melhores opções de roupas para comprar!
    (e não sou mais invisível para os lojistas)
- Maior facilidade para sair com crianças
- Atitudes otimistas da vida
- Orgulho próprio
- Maior capacidade de concentração
- As pessoas dizem que pareço dez anos mais nova
- Vontade de me exercitar
- Me sentindo ÓTIMA

"Grandes coisas não se fazem por impulso, mas pela junção de uma série de pequenas coisas."

– Vincent van Gogh

Eis aqui as "regras" que sigo todos os dias...

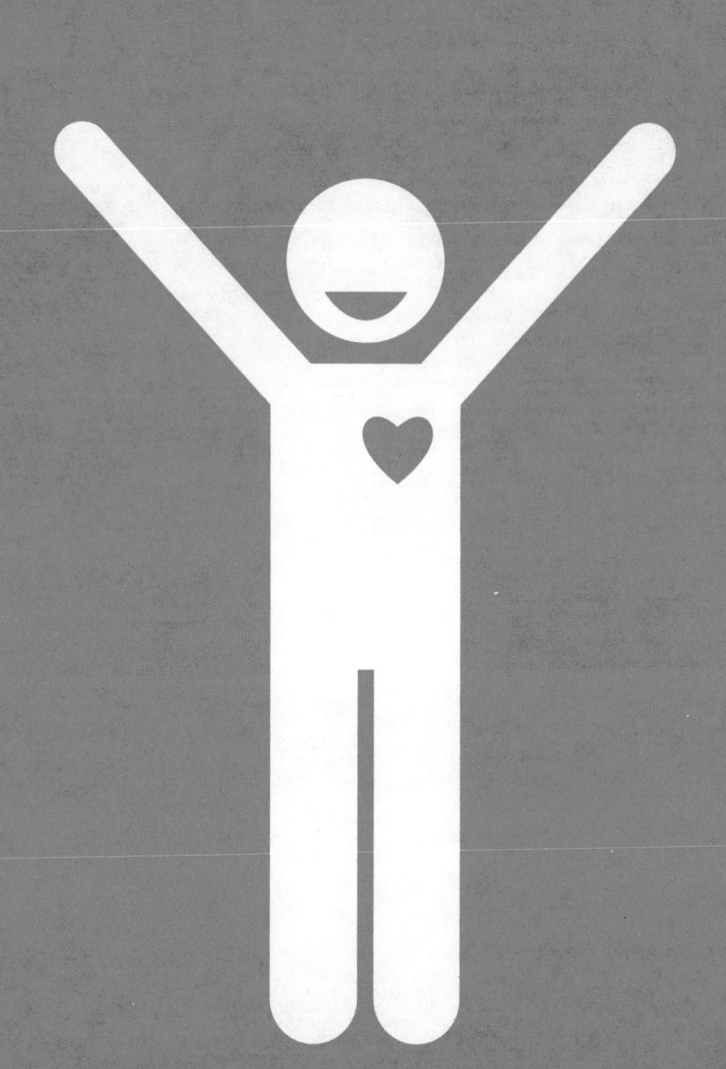

Regras para o corpo

Todas essas regras contribuíram para o meu emagrecimento acelerado.

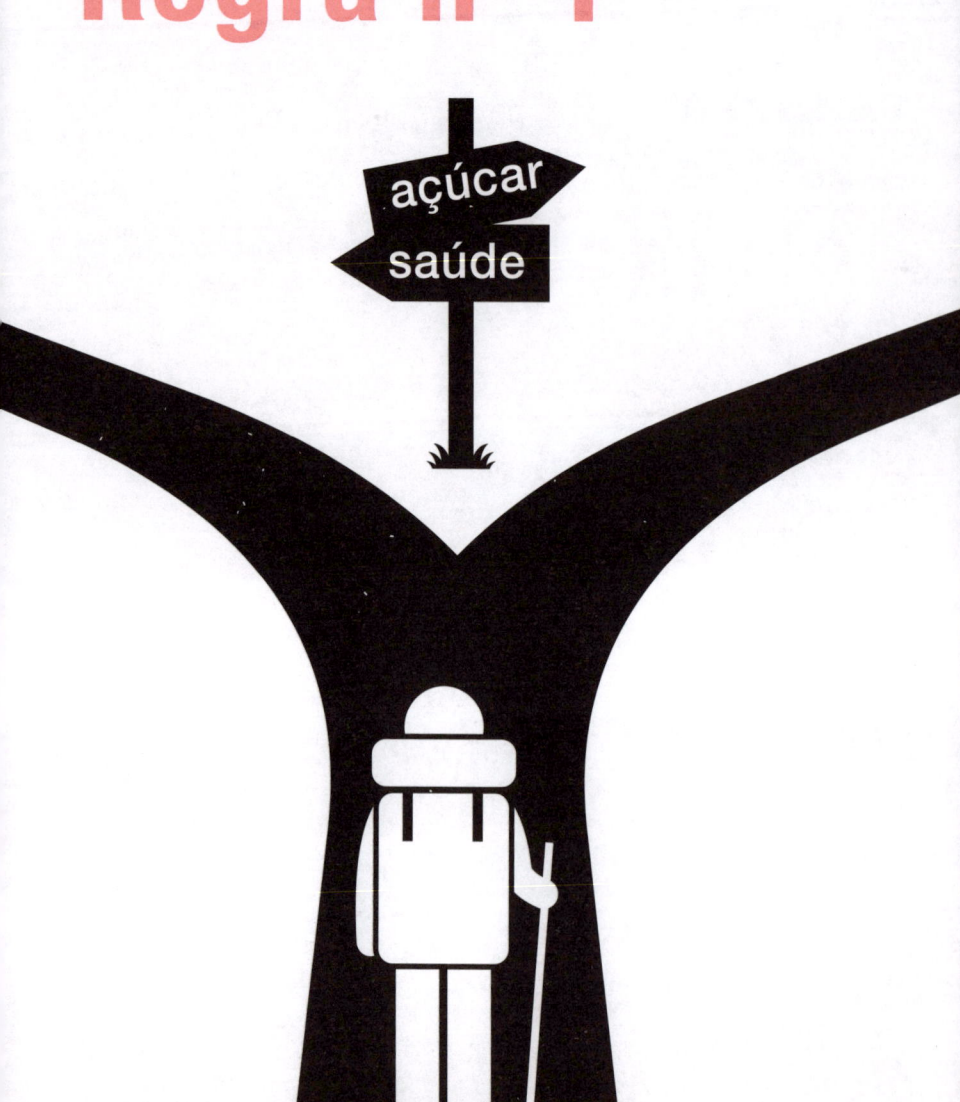

… Eu não como açúcar, especialmente frutose…

Por quê?
Pode engordar.
Simples assim.

Existem mais de 61 nomes para açúcar, por isso não é de admirar que nem saibamos quando o comemos.

Néctar de agave, açúcar orgânico, malte de cevada, xarope de malte de cevada, beterraba-sacarina, açúcar mascavo, xarope amanteigado, caldo de cana, caldo de cana cristalizado, açúcar de cana, caramelo, xarope de alfarroba, açúcar refinado, açúcar de coqueiro, açúcar de coco, adoçante de milho, xarope de milho, cristais de xarope de milho, açúcar de tâmaras, caldo de cana desidratado, açúcar demerara, dextrina, dextrose, caldo de cana vaporizado, açúcar líquido, frutose, suco de frutas, suco de frutas concentrado, glucose, glucose em pedaços, açúcar dourado, xarope dourado, açúcar de uva, xarope de milho com alto teor de frutose, mel, açúcar de confeiteiro, xarope de malte, maltodextrina, maltol, maltose, manose, xarope de bordo, melaço, mascavo, açúcar de palmeira, panocha, açúcar em pó, açúcar bruto, xarope refinado, xarope de arroz, sacarose, xarope de sorgo, sucrose, açúcar granulado, sorgo doce, xarope, açúcar turbinado, açúcar amarelo.

Frutose está em tudo. Quem diria? Era a principal razão para meu sobrepeso, já que tenho uma queda por doces.

Biscoitos de chocolate chamavam por mim. Eu detonava um pacote em menos de dez minutos. São 93 g de açúcar, ou o equivalente a 23 colheres de chá.

Mas o açúcar não aparece apenas nos doces. É encontrado em muitos alimentos saborosos, como no molho barbecue, que chega a ter 50% de açúcar. Não é assombroso?

As empresas alimentícias chamam isso de "nível de satisfação". Adicionar açúcar em alimentos doces ou saborosos os torna mais gostosos e, portanto, mais irresistíveis.

A adição de açúcares é encontrada em aproximadamente 75% dos alimentos industrializados no supermercado. E algumas vezes em produtos inesperados, como o pão. As maiores concentrações de açúcar são encontradas na maioria das vezes nos seguintes alimentos: bebidas adocicadas, alimentos assados, sobremesas à base de leite, balas, caramelos e pirulitos e até em cereais matinais. Não é assustador?

Meu objetivo é consumir menos de 3 colheres de chá de açúcar por dia. Uma colher tem cerca de 4 g. Em geral, quanto menos açúcar na dieta, mais rapidamente emagreço. É a minha regra mais importante — costumo dizer que representa 50% da minha perda de peso.

É assim que o açúcar engorda.

O ganho de peso é individual, e existem muitos fatores, tais como a genética, a quantidade de exercícios realizados e as calorias ingeridas diariamente. Mas comer muito açúcar pode virar um problema sério, porque o excesso das calorias do açúcar pode ser armazenado como gordura, o que não é bom para emagrecer!

Muitas pessoas não percebem que hormônios como a insulina e a leptina também têm um papel nisso tudo. Interferir na produção dos hormônios que regulam nossos níveis de energia e apetite nos torna mais suscetíveis a devorar aquele muffin ou um saco de pirulitos. Pense em como é fácil, e comum, comer um monte de alimentos doces e não se sentir saciada. Em geral, sinto-me enjoada bem antes.

Se o açúcar não é usado como energia para o corpo após o consumo, ele será transformado em gordura armazenada.

É muito difícil resistir ao açúcar quando você anseia por ele. Estudos de laboratórios com animais sugerem até que é possível se tornar viciado em açúcar.

Você precisará ser determinada e rejeitar consistentemente o açúcar para perder o hábito, mas, quando conseguir, fará uma diferença incrível.

Mais ou menos uma semana depois de cortar o açúcar, descobri que me sentia menos cansada, tinha mais energia, menos mau humor e uma atitude mais positiva. Bônus: foi melhor para meus dentes também.

Não sou mais viciada. Não sinto mais a vontade de pegar três barras de chocolate e jogar no carrinho enquanto faço compras, para depois comer uma a caminho de casa. Não tinha reparado em como estava viciada, mas agora é fácil dizer **não**.

Regra nº 2

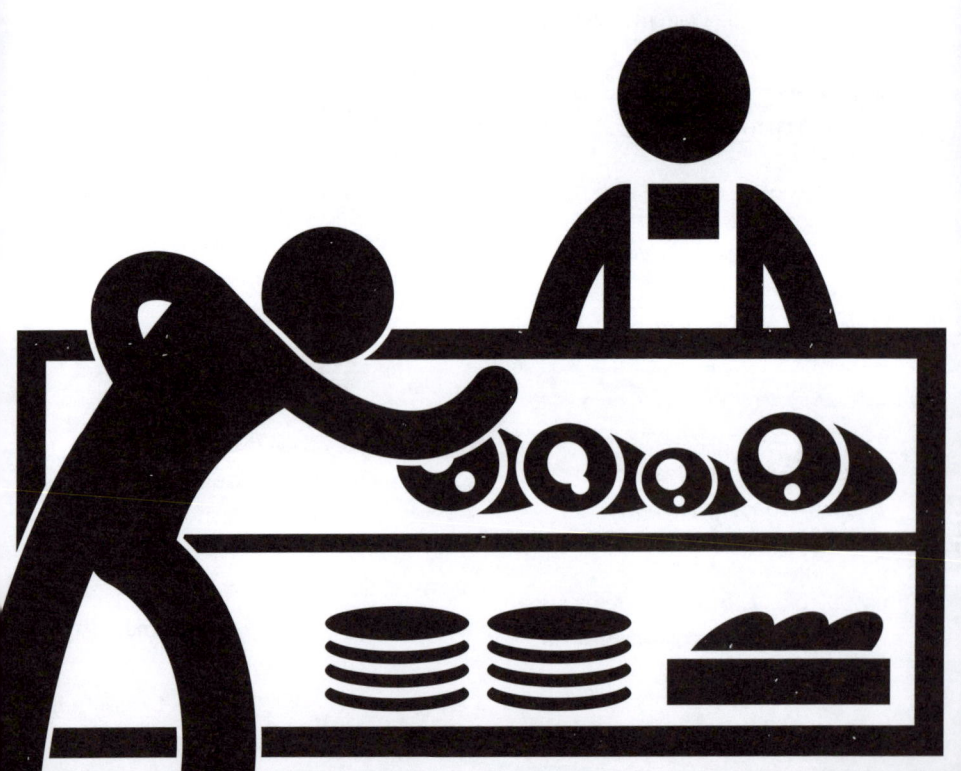

... Em geral, não como alimentos processados...

Infelizmente quase 80% do supermercado é de alimentos processados.

Por exemplo:
Batatas fritas
Biscoitos
Barras de chocolate
Molhos
Cereais matinais (a maioria bem açucarada)
Molhos para salada
Frutas enlatadas
Batatas-palito congeladas

E estes são apenas uma pequena amostra!

Por quê?

Há montes de alimentos processados nos supermercados (quase 80%), o que significa um bocado de adição oculta de açúcar, gorduras pouco saudáveis e sal — e todos esses alimentos podem engordar. *Sim, até mesmo os saborosos.*

Desde a década de 1960, os alimentos vêm sendo cada vez mais industrializados. Pense bem: antes dessa década não havia muito problema com obesidade. *Na verdade, os índices de obesidade mais do que triplicaram desde então.*

Também não havia tantos alimentos processados. As pessoas em geral cozinhavam em casa e comiam relativamente com mais simplicidade. Agora é difícil sair às compras e não encontrar alimentos junto à caixa registradora.

Compre fora das gôndolas — é mais saudável.

Lembre-se: 1 colher de chá = 4 g

Quando os alimentos pré-embalados ou industrializados surgiram, algumas empresas adicionaram uma quantidade extra de açúcar a seus produtos. O açúcar é barato e compulsivo, levando você a querer comer mais e, portanto, a comprar mais — o chamado "nível de satisfação". *Inteligente para os negócios, mas ruim para a sua saúde.*

Quando ingere alimentos industrializados supostamente "saudáveis", você pode estar consumindo uma variedade de açúcares ocultos, para não falar nos químicos sintetizados, que estão longe de serem naturais.

Por exemplo, uma lata padrão de feijões cozidos tem o equivalente a 5 colheres de chá de açúcar. Uma colher tem 4 g.

Molho de tomate (ketchup) contém muito açúcar — alto teor de xarope de milho com frutose. O ketchup pode apresentar mais de 40% de açúcar e outros ingredientes que você não seria capaz de reconhecer. Se você puser ketchup no seu hambúrguer, terá acrescentado 3 colheres de chá de açúcar a ele. Surpreendente, não? Imagine salpicar 3 colheres de chá de açúcar no seu sanduíche — é exatamente o que está fazendo.

A Pesquisa Americana sobre Saúde e Nutrição de 2009-2010 afirma que "Diminuir o consumo de alimentos ultraprocessados seria uma maneira eficaz de reduzir a ingestão de açúcares adicionados nos Estados Unidos". Sério?!

Regra nº 3

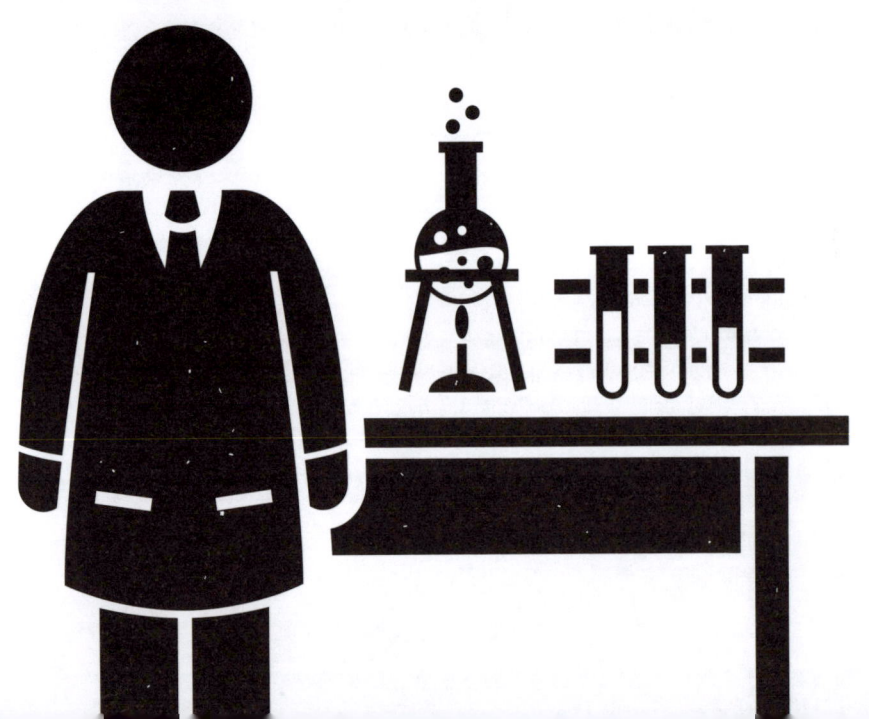

... Não tomo bebidas gaseificadas (refrigerantes) ou sucos de fruta, nunca...

Por exemplo:
**Refrigerante ou
limonada engarrafada
ou enlatada ou sucos
de fruta de qualquer tipo.**

Essa é uma regra
realmente importante
para quem gosta
de bebidas doces.

Por quê?

Essas bebidas levam um tijolo de açúcar e podem fazer você engordar. Não beba o que engorda — não é difícil.

Apenas experimente comer a quantidade de fruta equivalente a um suco, digamos cinco ou seis maçãs... Não dá, você não consegue. Isto te deixa empanturrada – são as fibras que ingeriu.

Se o correto fosse consumir frutas em forma de suco, tenho certeza de que elas viriam com algum tipo de canudinho — e isso claramente não acontece.

Refrescos e refrigerantes contêm aproximadamente 9,5 colheres de chá de açúcar por lata. É quase três vezes o total que quero ingerir de açúcar por dia!

E os sem-açúcar dietéticos estão cheios de substâncias químicas como ácido fosfórico, aspartame, bezonato de potássio... Não sei sequer o que são essas coisas, que dirá querer bebê-las.

Algumas pessoas acreditam que não há nada de errado em tomar um refrigerante diet com zero caloria. Cabe a você decidir se está feliz ou não em ingerir as substâncias químicas. Para mim, é um não.

Por isso não bebo nenhum. Exceto água com gás.

Sucos são cheios de frutose (açúcar) sem o benefício das fibras que foram coadas (e a fibra é a melhor parte). Um copo de suco de maçã normal tem 9,8 colheres de chá de açúcar, o que é um bocado!

Em resumo, os sucos têm todo o açúcar (parte ruim) e nenhuma das fibras (melhor parte). As fibras mantêm o nível de açúcar no sangue estável e colaboram para a sensação de saciedade. Tente não descascar sua fruta, pois a casca tem muitas fibras.

O que nos leva à próxima regra...

Regra nº 4

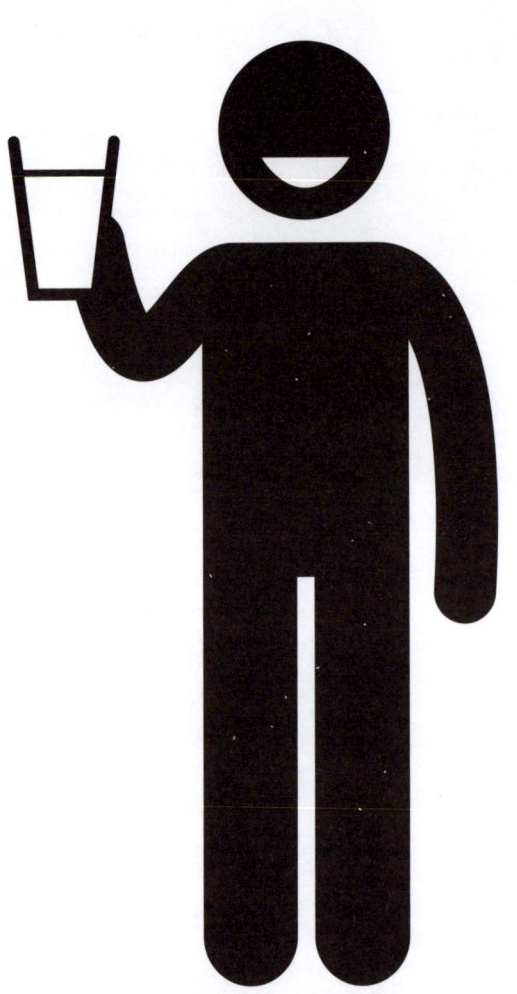

... Bebo bastante água...

Por quê?

Bebo entre seis e oito copos de água por dia. Mais ainda no verão.

A água é essencial à vida. E é essencial para seu bem-estar e para a perda de peso. Bebo água com ou sem gás e tento manter uma meta de oito copos por dia. Acho mais fácil fazer isso no verão do que no inverno. **Quando você sente sede, é sinal de que já está desidratada**. Por isso beba água.

Não bebo licores nem águas saborizadas. Às vezes coloco uma rodela de limão fresco no copo. Tente beber água 15 minutos antes da refeição. Dá uma sensação de saciedade e, por isso, você come menos. Coloco na mesa um copo de água a cada refeição para me incentivar a beber mais água.

Beba água ao acordar. Ajuda a se preparar para o dia. Lembre-se de que água é sua melhor amiga não calórica.

Algumas vezes, quando estou fuçando a geladeira em busca de algo, é água o que estou procurando — não comida. É surpreendente como você pode se confundir com o que realmente está precisando. Parece estranho, mas é verdadeiro para mim.

Regra nº 5

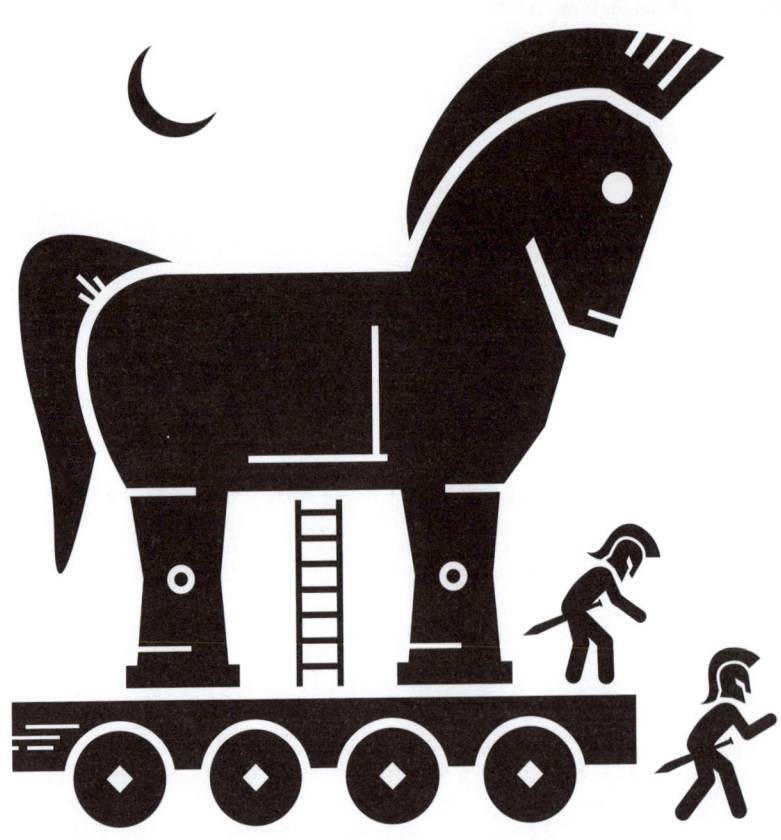

... Não compro alimentos dietéticos ou de baixo teor de gordura...

Por exemplo:
Iogurte diet
Iogurte com baixo teor de gordura
Leite desnatado
Leite semidesnatado
Biscoitos diet
Sobremesas diet
Molhos diet

Eu como:
Iogurte grego comum
Queijo tipo "gordo"
Leite integral
Creme de leite
Creme de leite azedo
Manteiga

Por quê?

Muitas vezes alimentos dietéticos contêm mais açúcar e sal para compensar a falta de sabor que advém da redução de gorduras. Só porque aparece "diet" no nome, não significa que sejam saudáveis!

Tomemos por exemplo o iogurte diet. Deveria ser chamado de iogurte "gorducho", mas duvido que vendesse... E, como sabemos, vender é o que importa — infelizmente à nossa custa.

Um iogurte diet popular tem 26 g de açúcar, ou seja, 6,5 colheres de chá por porção. Isso é mais do que uma barra de chocolate Snickers.

Tento comer a menor quantidade de açúcar adicionado possível, e por isso essa opção nem está no cardápio. Nada de iogurte gorducho! Às vezes compro iogurte grego integral ou iogurte de coco com um teor de açúcar bem baixo.

A mesma regra se aplica ao leite, ao queijo e aos demais laticínios. Compro a versão integral de cada um. As gorduras naturais propiciam saciedade e acabam com a sensação de fome.

Laticínios são uma boa fonte de cálcio, proteína, iodo, vitaminas A, D, B2, B12 e zinco.

É claro que não dá para se empanturrar de laticínios! E verifique o teor de sal e açúcar neles contido. Provavelmente, consumo em média uma xícara de leite e 30 g de queijo todos os dias; talvez use um pouco de creme azedo e/ou manteiga no preparo de alimentos.

Existe a especulação de que a redução de laticínios pode ser benéfica para algumas pessoas — não é meu caso, pois não sou intolerante à lactose.

Regra nº 6

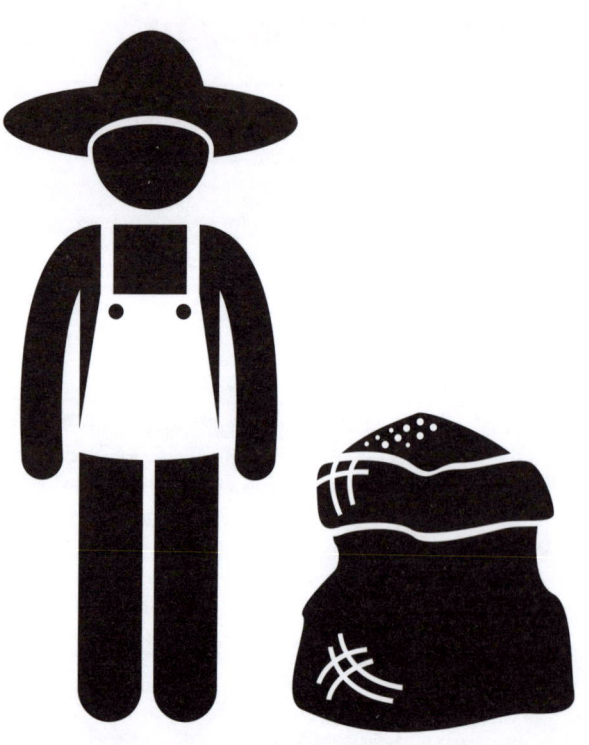

... Cortei os carboidratos para valer — os processados e refinados... *E estou falando sério...*

Por quê?
Não como pão branco, massa nem batatas.

Pães, massas e batatas eram os carboidratos que eu amava comer demais. Talvez os atletas precisem da energia deles derivada, mas não sou uma atleta profissional e não preciso deste tipo de energia para as coisas que faço no dia a dia.

Basicamente, agora como alimentos com baixo carboidrato. Não estou dizendo que não como nenhum carboidrato; afinal, legumes também são carboidratos.

Estou falando de carboidratos mais nutritivos, com menor teor calórico.

Normalmente, troco pão branco, massas e batatas por alimentos mais fibrosos e nutritivos, como os legumes, que em geral têm teor calórico menor. Quero que meu corpo recorra a seus muitos depósitos de gordura armazenada.

Se estiver desesperada para comer uma massa, use um cortador em espiral, que transforma legumes como a abobrinha em algo que se parece com massa, mas é bem mais saudável. São divertidos de usar — minha filha adora.

Pães podem ser traiçoeiros. Não sei você, mas tenho paixão por pães. É preciso ler o rótulo, pois muitos contêm açúcares ocultos — ou melhor ainda, prepare o próprio pão (veja a receita da Bern na página seguinte). Sei que parece trabalhosa, mas na verdade é bem rápida. Levo dez minutos para preparar o pão, e ele dura a semana toda.

Uso farinha de lentilha ou de grão-de-bico, ambas com maior teor de proteína e de fibra e possuem um quarto dos carboidratos da farinha comum. Além do mais, não contêm glúten, se isso é importante para você. Como duas fatias por dia do meu pão proteico. É bem saboroso e dá uma sensação boa de saciedade.

Indo ao ponto: seu corpo precisa de mais energia para digerir proteínas (por exemplo: peixes, carnes, ovos etc.). Quase o dobro. É conhecido como efeito térmico do alimento. Então, opte por proteínas magras e gorduras naturais com uma grande e saudável porção de legumes e água. Você se sentirá satisfeito por mais tempo.

Comer assim deixará você menos preguiçosa, uma vez que o açúcar no seu sangue estará mais equilibrado. Noto menos oscilações de energia durante o dia. Além disso, não me sinto nem um pouco inchada e tenho energia por mais tempo!

PÃO

Troque por um feito com farinha de grão-de-bico, quinoa ou farinha de lentilha — possuem um teor de carboidratos muito menor do que a farinha branca, mas com teor proteico mais elevado, ferro e fibras, que lhe darão sensação de saciedade por mais tempo. Melhor ainda, faça o seu. Não como mais do que duas fatias por dia.

BATATAS

Troque batatas brancas por batatas-doces, que apresentam um teor vitamínico mais alto. Não como mais do que um quarto de uma batata-doce uma vez por semana.

ARROZ

Arroz integral e arroz selvagem possuem mais fibras que o branco. Por semana, não como mais do que meia xícara de arroz cozido. Substitua por quinoa ou chia, que tem mais proteínas.

MASSA

Nenhuma. Infelizmente não consigo comer pouca.

O truque está na qualidade do carboidrato que você come.

Receita do pão simples com alto teor de proteína da Bern (sem glúten)

2 ovos
1 colher de chá de sal
1 abobrinha ralada
1 cenoura grande ralada
1 colher de chá de bicarbonato
2 xícaras de farinha de grão-de-bico
½ xícara de óleo de coco, derretido
1 colher de chá de açafrão em pó
2 colheres de sopa de dukkah
(mistura de temperos egípcia)

Se a mistura parecer um pouco seca, acrescente um pouco de iogurte ou homus, apenas algumas colheres de sopa.

Preaqueça o forno a 180°C. Misture todos os ingredientes e vire a massa numa forma de pão. Asse por 50 minutos.

Quando estiver assada, deve apresentar um aspecto castanho-claro e, provavelmente, uma superfície rachada. Se enfiar um palito, ele deve sair limpo.

Você pode variar os temperos. Gosto de pôr orégano, alho, alecrim…

Dura uma semana e como esse pão torrado. Aproveite!

Regra nº 7

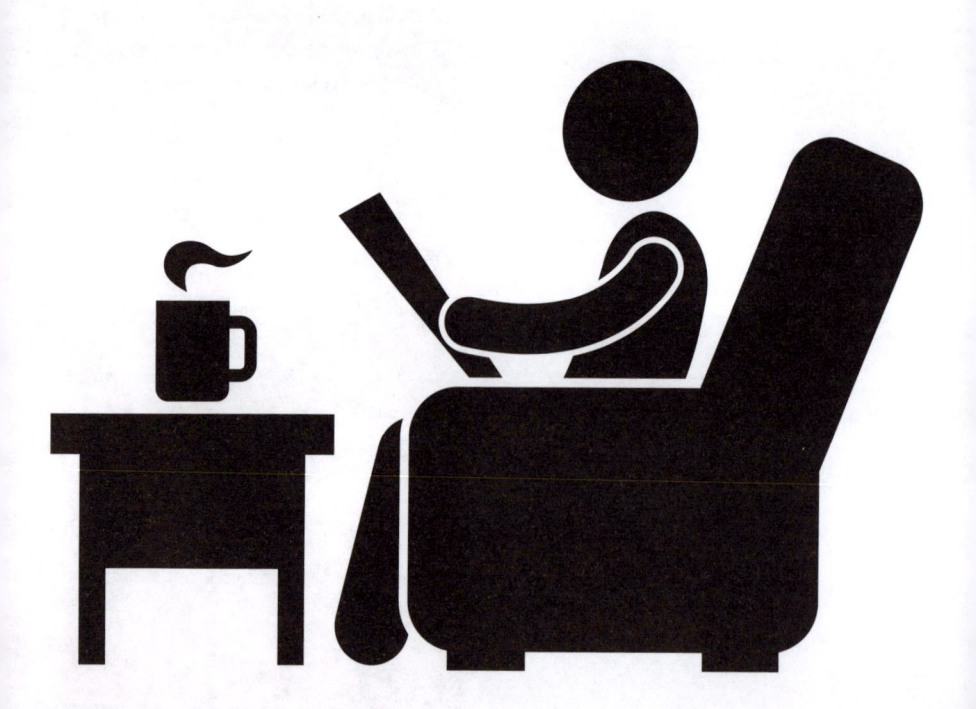

… Minha última refeição é às 19h, e não como nada até as 10h da manhã seguinte…

Jejuar à noite está associado a um aumento da recuperação celular e da queima de gorduras, e é uma excelente oportunidade de deixar seu corpo descansar. Sabia? É incrível.

É chamado de
jejum intermitente
e não é uma dieta,
mas um padrão
alimentar.

Eu jejuo por 15
horas, o que serve
bem para mim.

Por quê?

Vivemos em uma sociedade glutona. Estamos sempre comendo e não costumamos nos dar intervalos razoáveis sem comer. Mas devíamos, porque nossos corpos precisam disso.

A noite é um período mais fácil de se adotar o jejum intermitente. Jejuar diminui os níveis de insulina e aumenta os dos hormônios, incentivando a quebra das células de gordura e facilitando o uso dessa gordura como energia.

Desde que você não compense comendo mais durante o dia, jejuar pode ajudar a reduzir o total de calorias ingeridas por dia.

Não é difícil fazer esse jejum — afinal, você está dormindo a maior parte do tempo. Faço isso todas as noites, exceto quando a minha vida social não permite. Então, tiro uma folga e recomeço no dia seguinte.

Você pode achar que vai acordar faminta e correr para a geladeira gritando — mas isso não acontece. É quase o contrário. Estranho, né?

Como faço isso: tomo café depois das 10h, almoço por volta das 14h e janto perto das 18h. Uma vez que o intervalo entre as refeições é menor, acabo comendo menos entre elas. Num dia em que estou faminta, posso lanchar castanhas, queijo, legumes ou alguma coisa gostosa e caseira sem açúcar.

Durante o meu jejum — de 19h às 10h —, bebo chá-verde à noite e café forte pela manhã.

Sinto que dar a meu corpo esse descanso é benéfico, pois me sinto muito melhor. Não imagino parar com essa prática, nem em curto nem em longo prazo. Eu gosto dela.

Regra nº 8

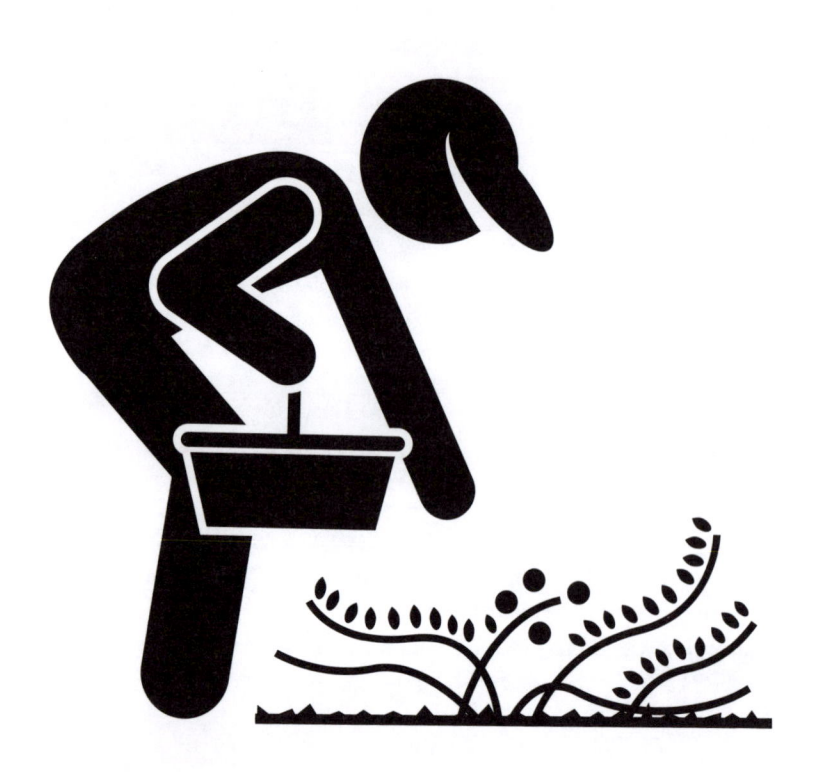

... Limito minhas frutas a uma ou duas porções diárias. Sempre que possível, eu as como inteiras, não faço suco...

**Frutas silvestres
são as minhas
favoritas.**

**Além disso,
não como frutas
secas.**

Por quê?

Não faço suco nem descasco a fruta porque desperdiçaria as fibras, que são a melhor parte.

Frutas contêm frutose — mas nem todas são iguais. Por exemplo, as frutas silvestres, os abacaxis e os kiwis têm menos frutose (açúcar) do que as mangas e as peras. Escolha bem, mas não se martirize. Uvas têm muita frutose, e por isso procuro ficar longe delas.

Coma a fruta toda, inclusive a casca se possível. Não faça suco, senão vai perder toda a parte que faz bem, em especial as fibras, que ajudam na digestão e na perda de peso. Limito a quantidade de frutas porque quero acelerar ao máximo a perda de peso, e as frutas contêm muita frutose — **e estou numa missão.**

Algumas vezes, como apenas uma porção durante o dia, em geral de frutas silvestres, que têm menos frutose e mais fibras. Talvez porque me lembre da época em que eu chegava em casa da escola e dizia para minha mãe: "Estou morta de fome." E mamãe respondia sempre: "Coma uma fruta." Aaaaahhhh!

Coma as frutas da estação porque são em geral mais frescas. O mercado do produtor é um bom lugar para comprar frutas e legumes — são mesmo frescos e orgânicos.

As frutas secas em geral apresentam quantidade elevada de frutose. Em alguns casos, chegam a conter tanto açúcar quanto um pirulito. Meia xícara de tâmaras tem cerca de 55 g de frutose, o que equivale a 14 colheres de chá de açúcar. Não importa a origem, seu corpo processa o açúcar da mesma forma: transforma em gordura. Por isso, evito as frutas secas.

Regra nº 9

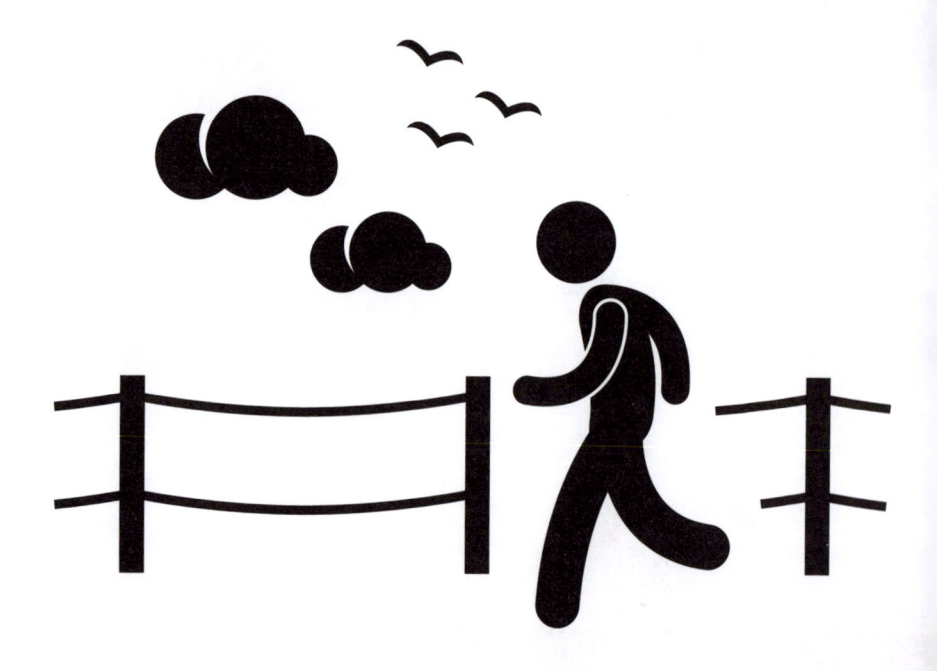

... Dou pelo menos 10 mil passos por dia ou faço o equivalente em exercícios...

Use um pedômetro ou baixe algum aplicativo de caminhada — é mais fácil do que você imagina. Chamo isso de "um tempo só para mim". Caminhe e ouça música ou um podcast. Ainda por cima, volto com o humor melhor.

Uma regra importante: exercícios são ótimos para seu bem-estar, e sentir-se bem vai ajudar a seguir o planejado.

Dez mil passos por dia equivalem a quase 150 minutos de atividade semanal, ou seja, 25 minutos diários. Todo mundo recomenda isso, desde a Associação Médica de Cirurgiões dos Estados Unidos, passando pelo Serviço Nacional de Saúde do Reino Unido, até o Departamento de Saúde da Austrália. É o suficiente para reduzir o risco de doenças e ajuda a levar uma vida mais longa e saudável. São muitos os benefícios: IMC mais baixo, redução de medida de cintura, aumento de disposição e menor risco de desenvolver doenças coronárias e diabetes tipo 2.

Em média, uma barra de chocolate equivale a 270 calorias — para queimar isso, você teria que caminhar por uma hora. Se quiser perder peso sem mudar seus hábitos alimentares, você terá que se exercitar praticamente o tempo todo.

Por quê?

Exercício queima gordura, faz você se sentir fantástica e ajuda no bem-estar em geral. Também aumenta sua massa muscular, o que acelera a queima da gordura.

Não sei quanto a você, mas eu não tenho tempo para virar rata de academia.

O dr. Samuel Klein, da Escola de Medicina de Washington, costuma dizer: "Reduzir a ingestão de alimentos é bem mais eficaz do que aumentar a atividade física para perder peso." Sério?!

Para a minha sorte, e talvez a sua também, uma grande perda de peso depende, sobretudo, da alimentação — combinada com uma razoável quantidade de exercícios. Então, pode dispensar a academia e começar a caminhar.

Quando surgir a vontade de fazer algo mais — e, acredite ou não, isso acontece —, sugiro musculação e exercícios aeróbicos. Musculação desenvolve a musculatura — o que não apenas faz você ficar mais musculosa e esguia, mas os músculos também queimam gordura. É só vantagem!

E sim — exercícios deixam você com mais fome, por isso não se jogue na comida depois que os praticar. Em vez disso, coma algo saudável e beba bastante água. Você se sentirá duas vezes melhor!

Exercícios por si sós nunca são o suficiente para gerar uma perda de peso significativa, pois é necessário fazer uma quantidade absurda para conseguir queimar bastante gordura. **Por isso é tão importante o que você põe na boca.**

Regra nº 10

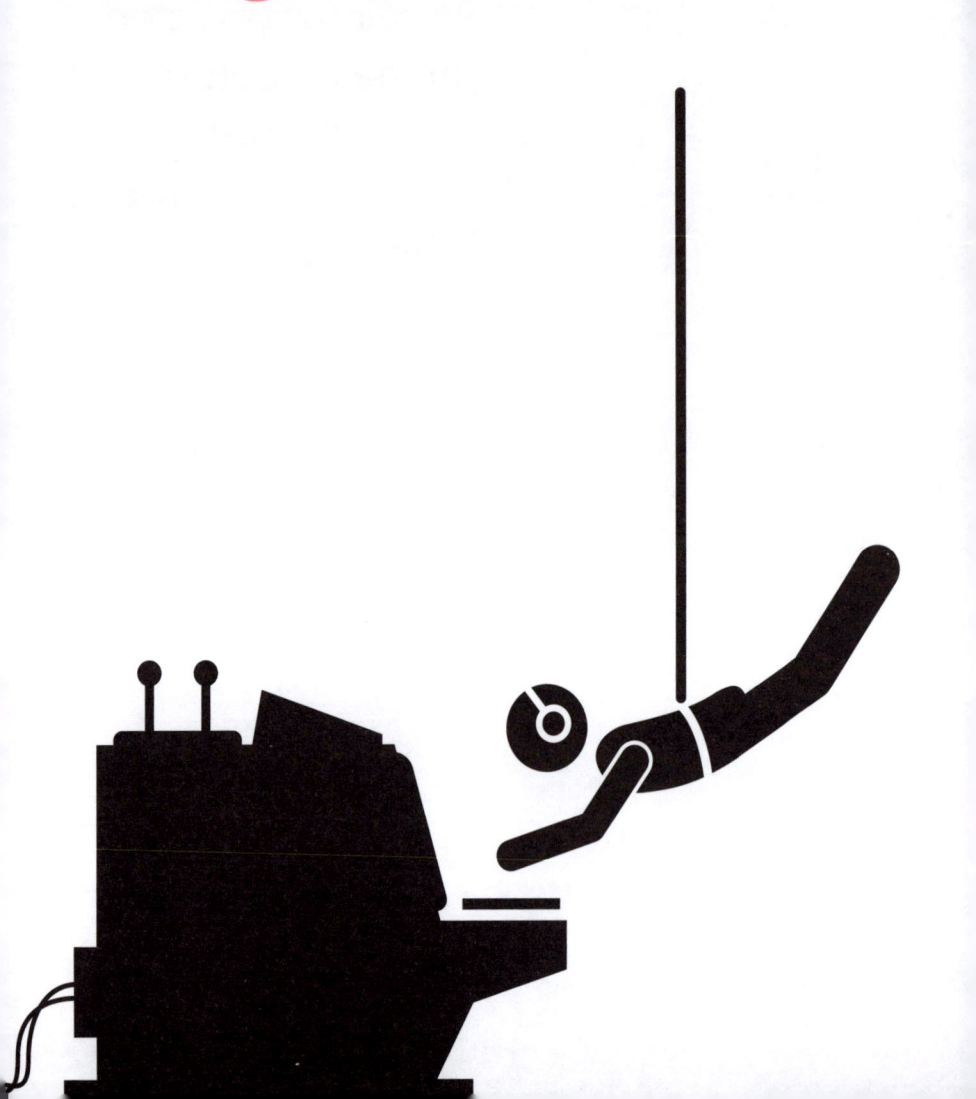

… Sempre leio os rótulos…

Por quê?

Você precisa saber os ingredientes contidos no que está comprando
e comendo.

Este conhecimento vai acelerar sua perda de peso.

Sejamos honestos, rótulos de alimentos são confusos... Porém, há uma regra fácil: quanto menor a descrição, melhor. Quando há muitos ingredientes, em geral significa muitos processos industriais.

Por exemplo, grão-de-bico enlatado. Os ingredientes são: grão-de-bico e água. Ótimo!

Normalmente, quanto menos ingredientes, melhor! Fique longe de qualquer coisa com gordura trans, assim como de quantidades significativas de sal ou açúcar. Lembre-se: uma colher de chá equivale a 4 g.

Quando comecei a ler os rótulos, se encontrasse um ingrediente que não reconhecia, eu deixava de comprar. Em geral, os ingredientes são listados em ordem decrescente, com base nas quantidades — ou seja, os primeiros a serem listados são os que compõem a maior parte do produto.

Pense nisso: você não precisa de um rótulo numa maçã. O melhor alimento para você tem apenas um ingrediente. Na verdade, qualquer coisa que precise de um rótulo — ou que é anunciada na televisão — é um pouco suspeita, e quanto menos ingredientes, melhor. Mas, na realidade, somos todos muito ocupados e, às vezes, a conveniência leva a melhor.

Avalie o que joga no carrinho do supermercado e o que vai dar para sua família comer — em especial às crianças. Ensine-as a comer direito. Isso evitará que tenham os problemas de peso que você teve.

Peço a minha filha para ir na frente e procurar a lata de molho de tomates que tenha o menor teor de açúcar. É ótimo — ela está aprendendo enquanto me poupa tempo. É só vantagem!

Isso rapidamente se torna um hábito. Sabe aquelas pessoas esbeltas e saudáveis que ficam nas gôndolas dos supermercados lendo rótulos? São você, amanhã!

Regra nº 11

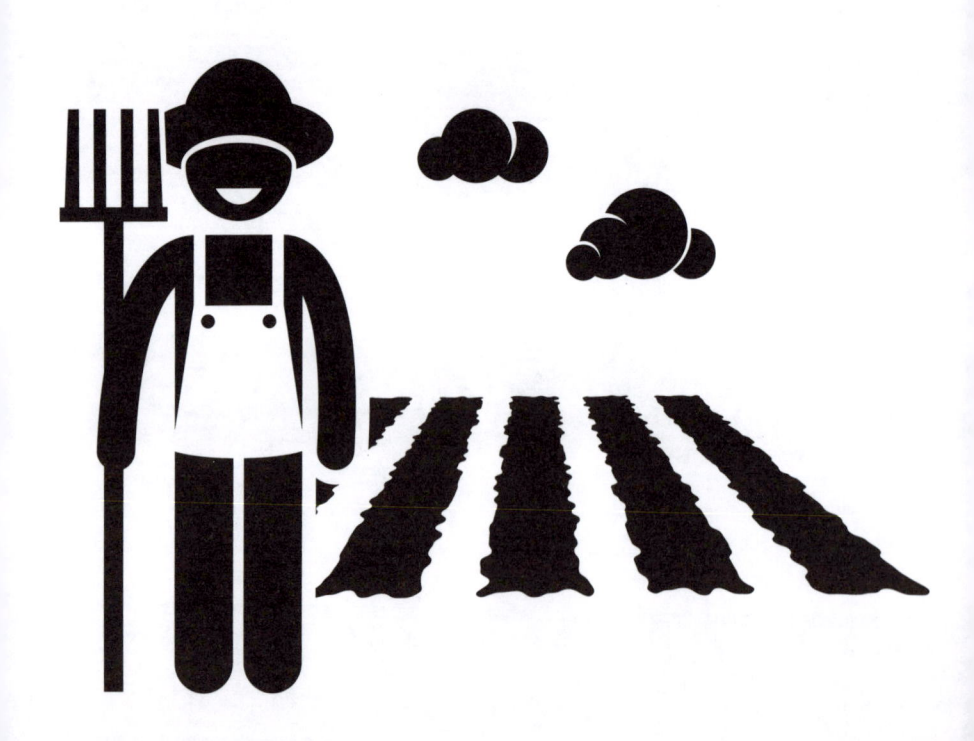

... Como alimentos integrais ou orgânicos...

Por exemplo: ovos, legumes, peixes, carnes, frutas (inteiras), cereais, grãos, laticínios e frutos oleaginosos.

Alimentos integrais ou frescos só possuem um ingrediente e, em geral, não têm uma relação de ingredientes em sua composição. Podem ser usados com outros alimentos de um único ingrediente para fazer refeições deliciosas.

Por quê?
É a volta à simplicidade. Compre sem complicação.

Você sabe exatamente o que está comprando — nada de açúcares ocultos, ou gorduras, ou ainda ingredientes químicos sintetizados.

Existe uma *razão* para a maioria das celebridades magras com que trabalho fazer exigências dietéticas específicas — é porque *todas elas estão comendo orgânicos*, não porque estejam sendo intransigentes.

Tento comer frutas e legumes apenas da estação — por que comer frutas enlatadas há seis meses ou algo que foi armazenado ou tratado com gás para ser preservado?

Quando estava trabalhando em um anúncio para um supermercado, entrei no porão de armazenamento para maçãs e não era nada bonito, na verdade era bem imundo. Prefira alimentos frescos ou orgânicos, se puder.

Prefiro galinha orgânica, carne de animal alimentado com capim, porco não estabulado... Compre a carne e o peixe em lugares em que os animais sejam o mais bem tratados possível.

Acrescentar condimentos e temperos à sua comida intensifica o sabor e o aroma, o que ajudará a se sentir saciada. É simples: no inverno uso minha panela elétrica, e no verão faço muitas saladas.

Regra nº 12

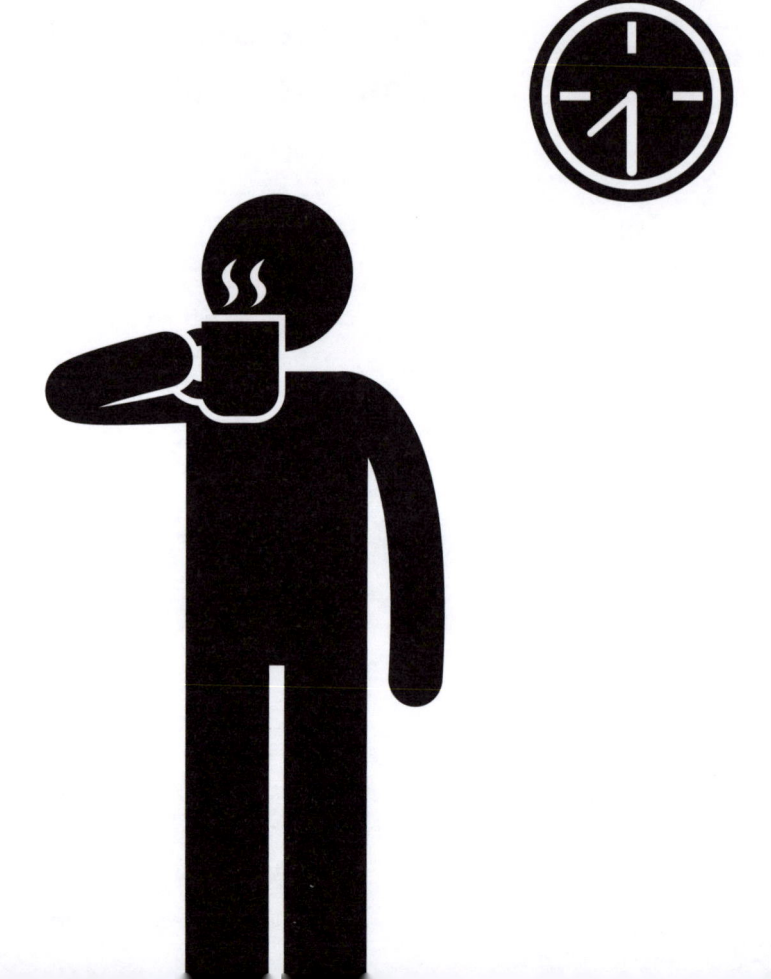

... Bebo café em jejum...

Por quê?

Faço isso assim que acordo, e aí espero para tomar o café da manhã às 10h.

A cafeína faz com que meu metabolismo comece a funcionar. É uma dica de alguns atletas e gurus da boa forma para celebridades com quem trabalhei. Todos dizem a mesma coisa sobre o café pela manhã — e, ainda por cima, me ajuda a manter a regularidade intestinal. Bônus!

A cafeína do café aumenta a velocidade com que seu corpo queima calorias. Bebo duas xícaras de café todos os dias. Tomo o meu com um pingo de leite integral, é claro. A razão pela qual tomo um pingado é porque tem menos calorias que uma média de café com leite, que leva uma xícara cheia e, portanto, o triplo de calorias.

Se você tem problemas com a cafeína, como dores de cabeça e taquicardia leve, evite e não pense em servir às crianças.

Regra nº 13

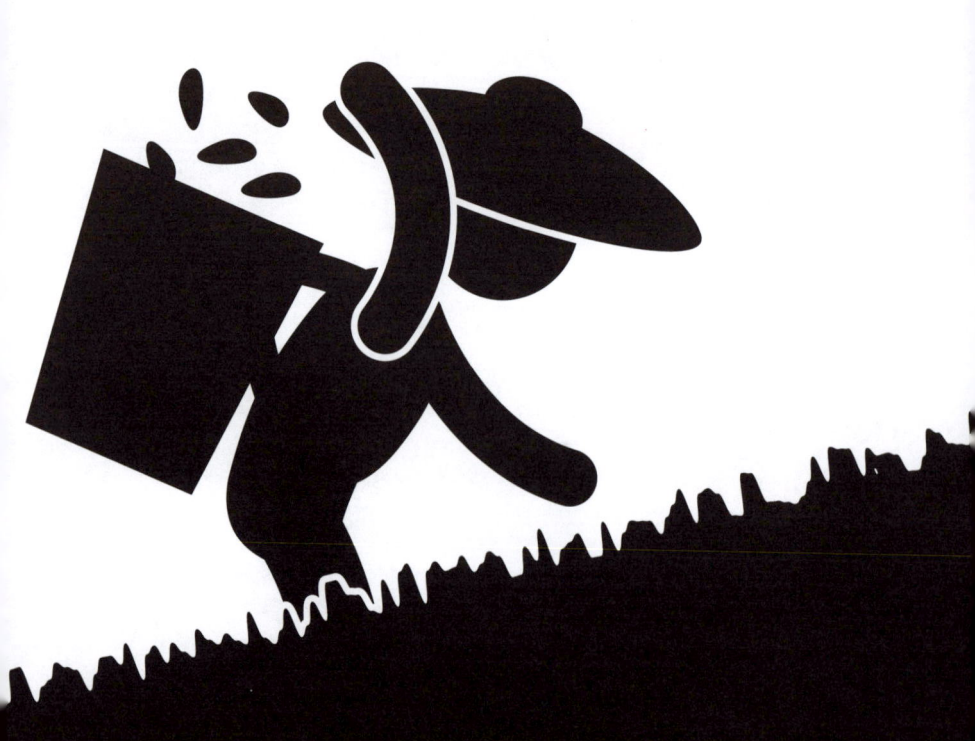

... Prefiro chá-verde a qualquer outro chá...

Por quê?

O ingrediente ativo no chá-verde — o epigalocatequina-3-galato (EGCG), um antioxidante natural poderoso — aumenta a velocidade de queima de gordura no corpo.

O chá-verde, que é um dos chás menos processados, traz diversos benefícios, entre eles a redução do colesterol, mas seu antioxidante é fundamental na perda de peso.

Procure marcas que contenham *sensha* (folhas moídas), pois isso significa níveis mais altos do antioxidante EGCG. A maioria das embalagens de chá traz informação sobre os níveis de antioxidantes. Procuro os maiores índices quando estou comprando chá.

Uma ou duas xícaras de chá-verde têm comprovado valor para a saúde. Gosto do sabor, mas não consigo tomar mais do que dez xícaras.

Lembre-se de que o chá-verde contém cafeína e, tal como o café, não beba se isso lhe causa efeitos colaterais. E não ofereça chá-verde a crianças.

Regra nº 14

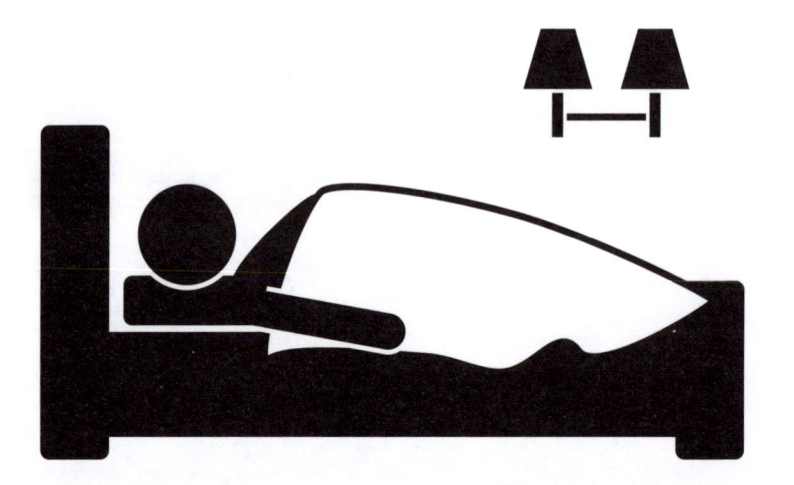

... Durmo nove horas por noite...

É comprovado
que dormir melhora
seu bem-estar
mental, enquanto
pouco sono
está associado
à obesidade
e ao ganho de peso.

Gosto de dormir
de oito a nove horas
por noite, mas tente
dormir, no mínimo,
sete horas e meia.

Por quê?
Porque todos precisamos do sono — não é óbvio?

Comer e dormir são duas funções humanas básicas e estão interligadas intimamente — alguns alimentos são associados à melhora do sono, como folhas, e outros associados à insônia, como fast-food gordurosa.

Quando estou muito cansada, tomo péssimas decisões em relação a meu peso... **como comer biscoitos ou invadir o quarto da minha filha, desesperada, à caça de sobras de doces de festas!**

É um comportamento autossabotador, e evito me colocar nessa posição... quando consigo. Se estou descansada, minha capacidade mental fica mais aguçada e tenho força de vontade para prosseguir. No dia que comecei a minha grande perda de peso, fui dormir cedo por duas razões: para ficar longe da comida e para cortar o mau hábito do lanchinho noturno que desenvolvi ao longo de tantos anos; além disso, minha pesquisa me mostrou grandes benefícios de uma boa noite de sono. O fato de minha filha de nove anos gostar que eu fosse dormir mais cedo também ajudou.

Pessoalmente, gosto de dormir mais no inverno, e acho que preciso de menos sono no verão. Nosso ciclo biológico pode causar esse efeito. Por isso, se você dorme mais ou menos em determinadas épocas do ano, não se preocupe. É a natureza.

Algumas vezes não conseguimos dormir o suficiente... entendo. Mas tente, de verdade.

De acordo com um estudo de cientistas da Universidade de Uppsala, na Suécia, homens gastam menos 20% de energia no dia seguinte a uma noite insone. Ops!

Regra nº 15

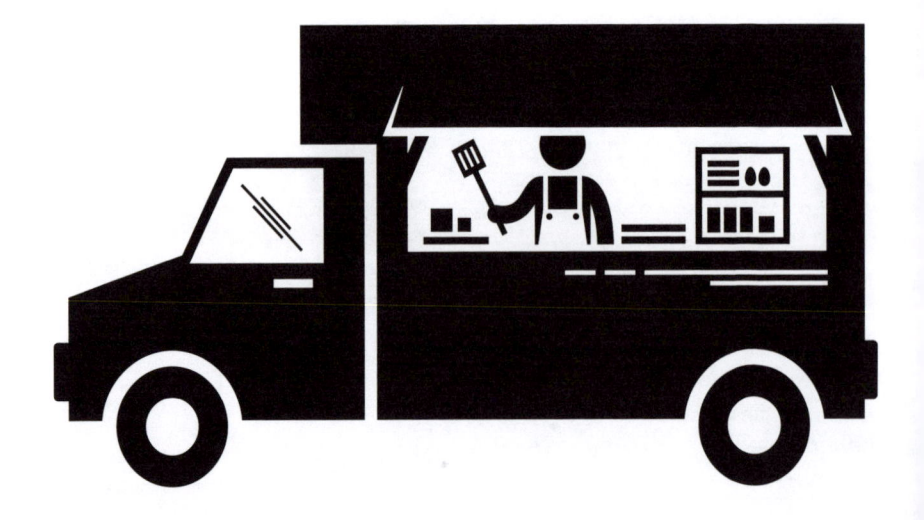

... Não como fast-food (em geral)...
Por quê?

Fast-foods são refeições baratas, práticas, e vamos combinar que podem ser incrivelmente saborosas — enquanto estamos comendo. Mas, em geral, quando acabo de comer, não me sinto tão bem.

Infelizmente, esse tipo de refeição é repleto de açúcares, gorduras nocivas e sal — que não lhe fazem bem. Por isso, você se sente tão mal depois de comer, sem falar na culpa. Por sorte há exceções... Ufa!

Exemplos:

Japonesa — sushi, rolinho de nori castanho
Vietnamita — rolinhos de papel de arroz de baixa caloria, pho
Libanesa — frango ou cordeiro com salada
Mexicana — Feijões, salada e peixe

Dê uma procurada. Há muitas opções boas, desde que você saiba o que está procurando — pense em alimentos frescos e integrais que não sejam fritos.

Você precisa viver no mundo real! Não é possível comer adequadamente em toda refeição — às vezes você só precisa comer algo, e rápido.

Ainda assim, tente fazer boas escolhas ao decidir o que vai colocar no seu precioso corpo. Você decide.

Regra nº 16

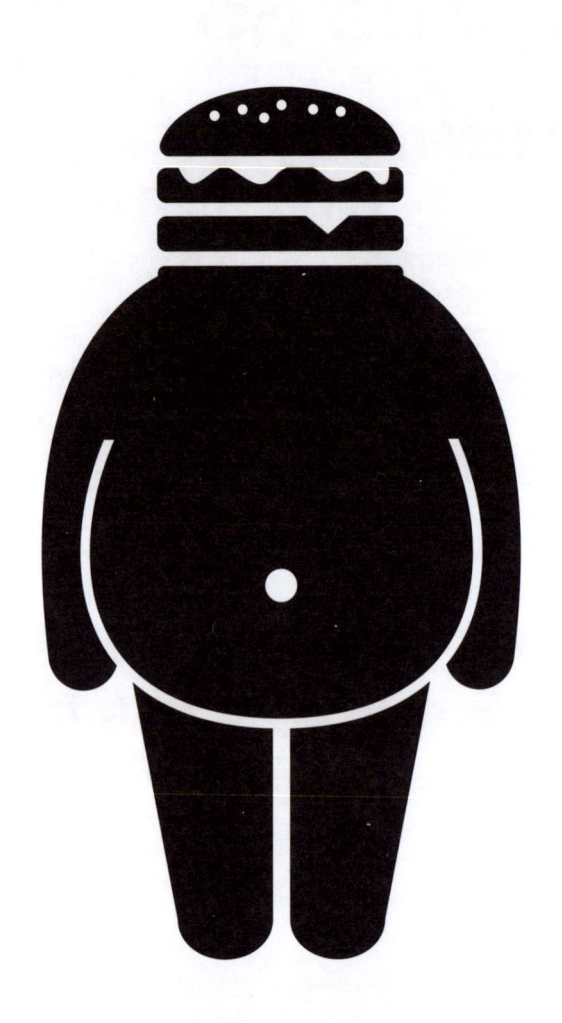

… Me sirvo de porções de tamanho "normal"…

As porções de comida têm aumentado cada vez mais nas últimas décadas.

Antes de repetir a comida, se dê vinte minutos para digerir o que comeu e decidir se ainda está com fome.

Em outras palavras, espere. Respire fundo — *você não vai morrer de fome nos próximos vinte minutos.*

Por quê?

O filme *Super size me: a dieta do palhaço* é um bom exemplo das porções absurdas, em especial dos fast-foods. Para não falar do programa *Man v. Food* [Homem vs Comida], que enaltece as enormes porções que viraram quase lugar-comum nos Estados Unidos, na Austrália e no Reino Unido.

É fácil controlar o tamanho das porções em casa, mas comendo fora é tentador consumir tudo que é servido... mesmo depois de estarmos saciados. *Pare quando se sentir satisfeita, não cheia.*

Lembre-se: uma porção de carne ou peixe *não deve ser maior que a palma de sua mão*, e legumes e folhas devem cobrir o resto do prato.

Em seguida, se quiser, coma uma sobremesa feita em casa, sem açúcar.

Seu cérebro demora vinte minutos para receber o sinal de que o estômago está cheio — isso é um fato clínico!

Tente usar um prato menor — assim vai parecer que sua refeição é maior. Os pratos aumentaram de tamanho ao longo dos anos e as pessoas ficam tentadas a enchê-los por completo. Parece estupidez, mas funciona. E espere estar com fome para comer — funciona e é bem simples.

Regra nº 17

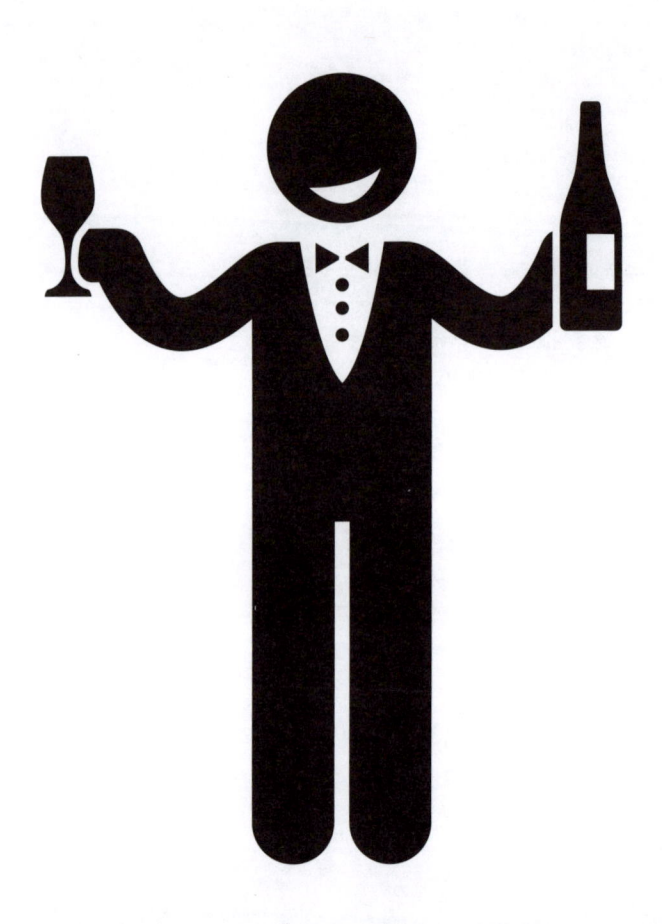

... Limito meu álcool...

Por quê?

Não sou de beber muito, mas às vezes gosto de tomar um drinque e, muito eventualmente, tenho vontade de beber mesmo, se é que me entende...

Descartei os drinques de teor de açúcar elevado porque o açúcar fica armazenado como gordura se não for transformado em energia. Em vez disso, tomo um coquetel de vodca com lima — com limas de verdade e água com gás, não a comum. É possível que em uma noite dançante, eu pudesse ir um pouco mais além, já que estaria queimando mais energia.

Normalmente não bebo durante a semana. Nos fins de semana, posso tomar um drinque, mas é mais fácil não beber nenhum, visto que um pode virar três, que viram seis… E fico mais propensa a comer algo menos saudável quando estou bebendo, por isso tento evitar.

E sem álcool, acordo me sentindo renovada. Isso é cada vez mais verdadeiro à medida que vou ficando mais velha.

Admito que, quando estou de férias, afrouxo um pouco o controle dessa regra… só um pouquinho… O que seria do pôr do sol em Bali sem um Mojito com os amigos? Mas tente evitar hábitos nocivos como secar uma garrafa de vinho numa noite.

O álcool interfere na maneira como o corpo metaboliza gordura — mais uma razão para limitar seu consumo.

Regra nº 18

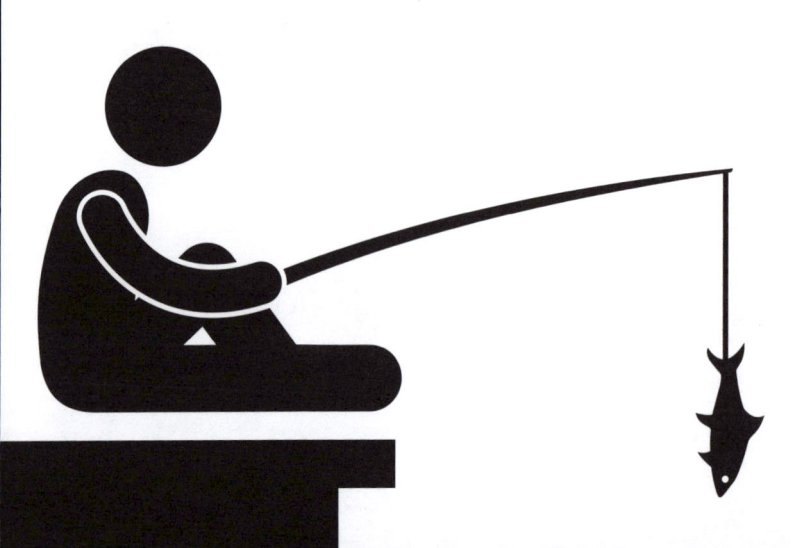

... Como minhas folhas com uma gordura saudável...

Por quê?

**Coma uma porção de folhas substancial, de verdade, coma à vontade, sempre com uma gordura saudável, como abacate ou um bom azeite extravirgem. Isso ajuda a absorver as vitaminas.
E é mais saboroso.**

Alguns exemplos de folhas:

Rúcula
Couve
Alface
Espinafre
Se é verde e tem folhas,
ponha no prato!

Alguns exemplos de gorduras naturais saudáveis:

Abacate
Salmão e peixes oleosos —
sardinhas etc.
Frutos oleaginosos (nozes,
castanhas, amêndoas, avelãs etc.),
inclusive pasta de amendoim caseira
Sementes de girassol, gergelim
ou abóbora
Azeitonas
Azeite extravirgem
Queijo (com moderação)

Regra nº 19

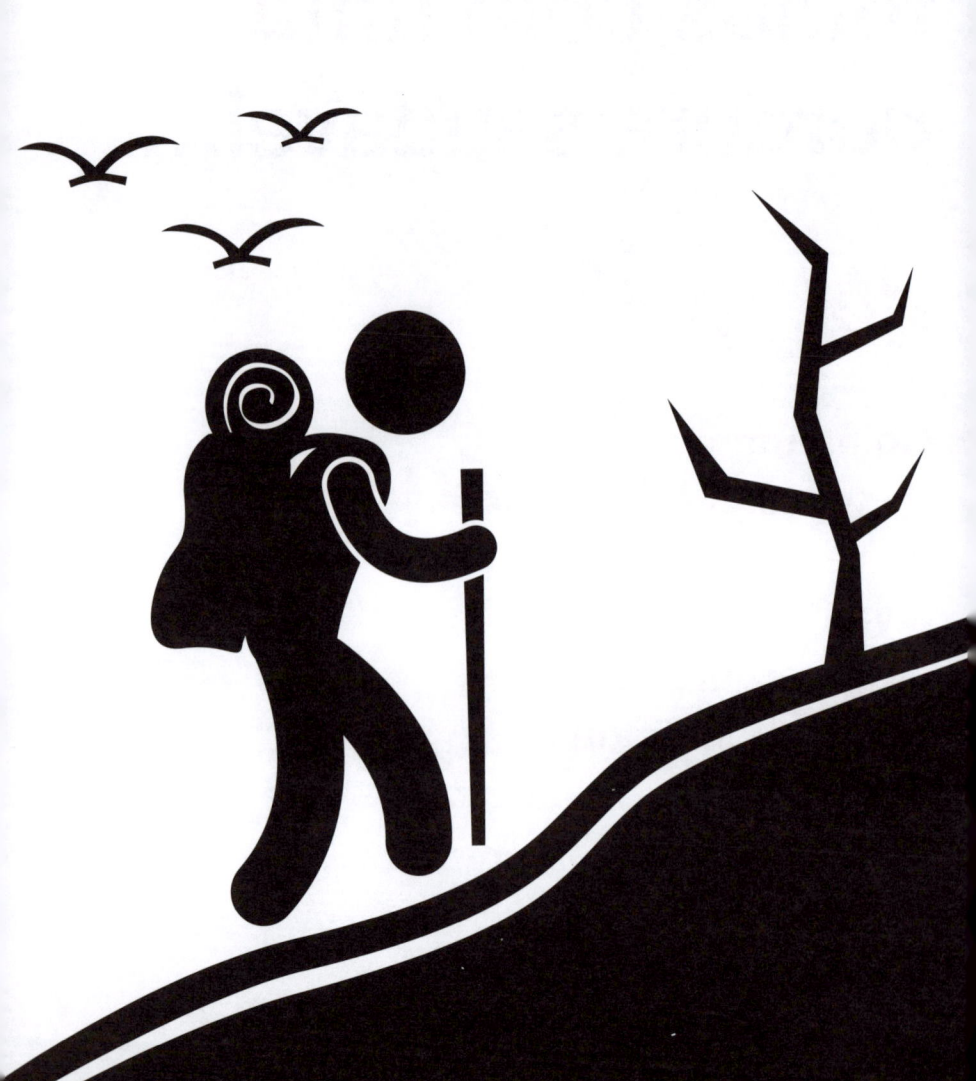

... Sempre levo comigo um lanchinho...

Quando estou na rua ou trabalhando numa locação, levo um lanchinho comigo — não quero ser pega com fome sem boas opções de alimentação.

Quais?

Sugestões de lanchinhos:

Frutos oleaginosos crus
Legumes cortados
Frutos silvestres
Homus
Ovos cozidos
Queijo
Chocolate preto com teor de 80% ou 90%
Sucos verdes feitos em casa:
frutas frescas, legumes, gelo/água
Lanches sem açúcar —
há várias receitas na internet.

Frutos oleaginosos crus devem ser ingeridos em porções saudáveis de 30 g ou aproximadamente UMA das seguintes opções:

- 20 amêndoas
- 15 castanhas-de-caju
- 20 avelãs
- 15 macadâmias
- 15 pecãs
- 2 colheres de sopa de pinhão
- 30 pistaches
- 9 nozes

Um saquinho hermético é meu melhor amigo, especialmente em locações de filmagem para moda e publicidade. Você devia ver o que oferecem: chocolates, pirulitos, doces de confeitaria… Se eu não estiver prevenida com o meu lanchinho gostoso, rola a chance de um desastre.

Regra nº 20

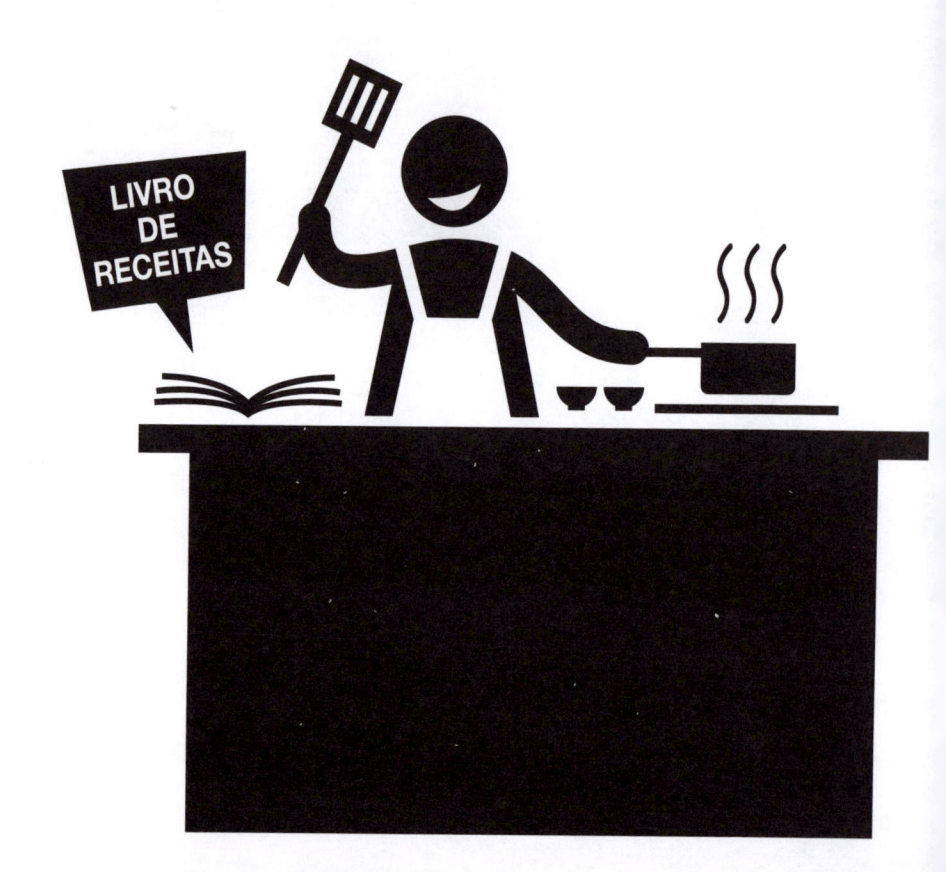

… Planeje
seu dia/semana…

"Se você falha em planejar, está planejando falhar."

- Benjamin Franklin

Por quê?

Lanches
Quando está na rua ou trabalhando e não tiver acesso a boas escolhas alimentares, leve lanchinhos e almoço de casa. Começo a comer às 10h todos os dias, por isso levo comigo ovos cozidos, nozes ou castanhas e duas fatias do meu pão simples com alto teor de proteína.

Compras
É mais fácil ser saudável quando você tem todas as coisas certas nos armários e na geladeira. Mantenha sua cozinha bem estocada e sem porcarias a fim de facilitar o preparo de refeições para toda a família.

Ocasiões especiais
Quando vou a algum lugar que sei que terá uma comida tentadora, procuro comer algo antes. Sendo bem honesta, quanto mais faminta estiver, mais difícil é me controlar. Então evito isso.

Doces
Quando estou controlada, de vez em quando me permito comer alguma coisinha doce. Isso pode sair dos eixos facilmente, por isso tenho que avaliar com honestidade como está meu astral e quanto de força de vontade realmente tenho… E, para ser franca, em geral é menos do que imagino. Lembre-se destas duas palavras: ocasião especial. Não é uma atividade do dia a dia!

Algumas vezes
Às vezes dobro a porção de comida que estou cozinhando e congelo metade — é prático para quando estou muito atarefada.

Supermercados
Não vá ao supermercado com fome! É uma receita para o desastre.

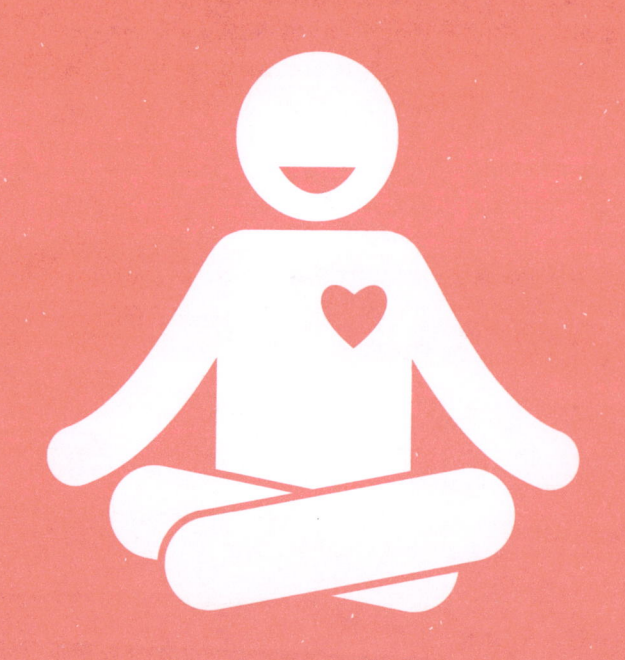

Regras para a mente

Às vezes acho que a perda de peso bem-sucedida começa na mente.

Regra nº 21

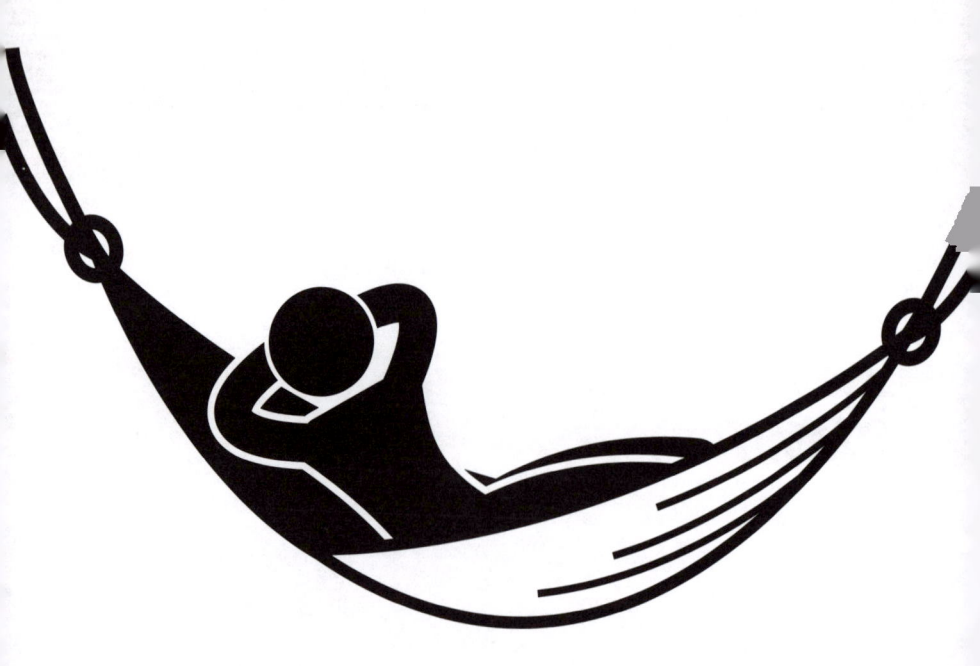

... Escuto o meu corpo...

Por quê?

Pare de comer quando achar que já está satisfeita. Lembre-se, o cérebro demora vinte minutos para identificar que você comeu o suficiente.

Quando se alimentar, se concentre em perceber como seu estômago se comporta durante toda a refeição. Isso provavelmente é algo que você terá que treinar para fazer, visto que deve estar comendo mais do que o necessário há algum tempo.

Venho comendo mais do que o necessário há, bem, uns vinte anos... Lembro que precisei fazer um esforço consciente nas primeiras semanas da minha grande perda de peso.

Quando você fica satisfeita, a sensação de vazio no estômago é substituída por uma leve pressão. Assim que sentir isso, pare de comer: se a sensação de saciedade for desconfortável é porque você comeu demais.

E se sente vontade de vomitar ou deitar, é porque comeu bem, bem mais do que o necessário... Tudo é uma questão de escutar seu corpo.

Regra nº 22

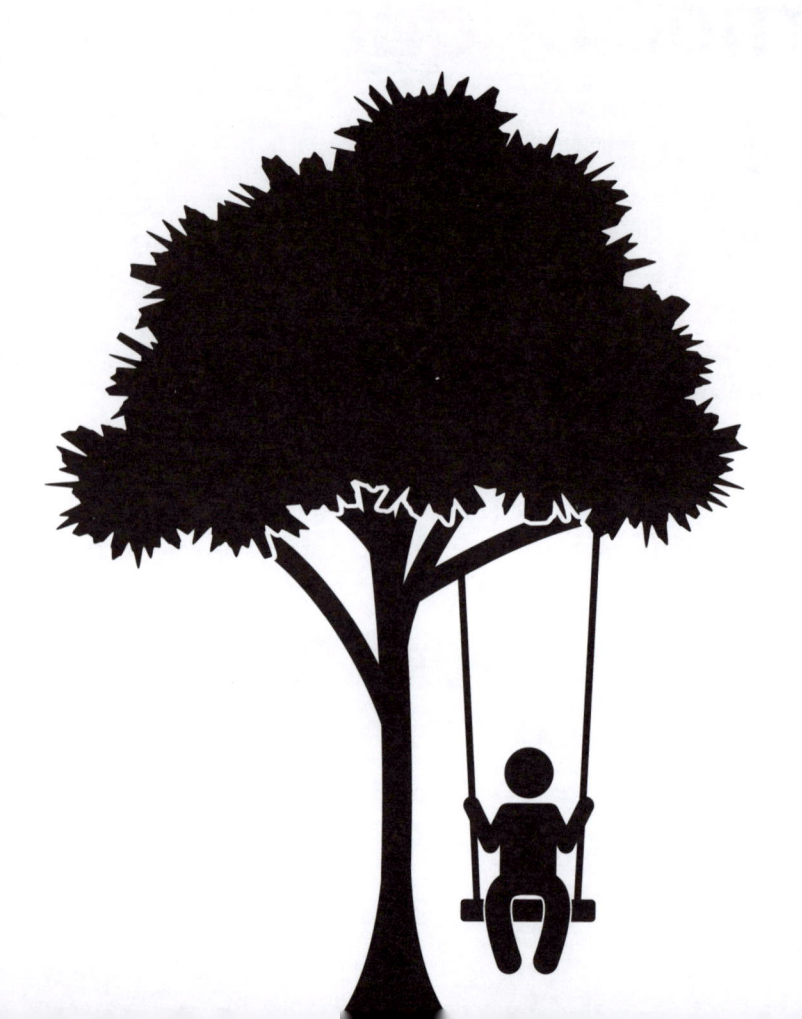

... Faço o melhor que posso para não me estressar...

O estresse pode estar relacionado ao ganho de peso.

Por quê?

Tudo está relacionado ao cortisol, um hormônio liberado pelo corpo em períodos de estresse.

O cortisol pode ser associado ao armazenamento de gordura no corpo. E algumas pessoas percebem o apetite aumentar quando estão estressadas. Nãããããão!

Varia de pessoa para pessoa, mas, para mim, é certeza de ganho de peso. Passei por alguns anos muito estressantes e desenvolvi um pneu de caminhão no abdome.

Será que estar estressada me fazia desejar comidas reconfortantes? Isso sem dúvida era verdade. Mas também podia ser consequência da relação entre cortisol e o aumento de gordura abdominal.

Tente se divertir e olhar o lado mais leve da vida. Também tento apreciar detalhes, como os cheiros típicos da primavera, flores bonitas etc. Tento observar o que há de bom à minha volta e tirar umas folgas de vez em quando.

Então não se aborreça com coisas pequenas, não vale a pena.

Regra nº 23

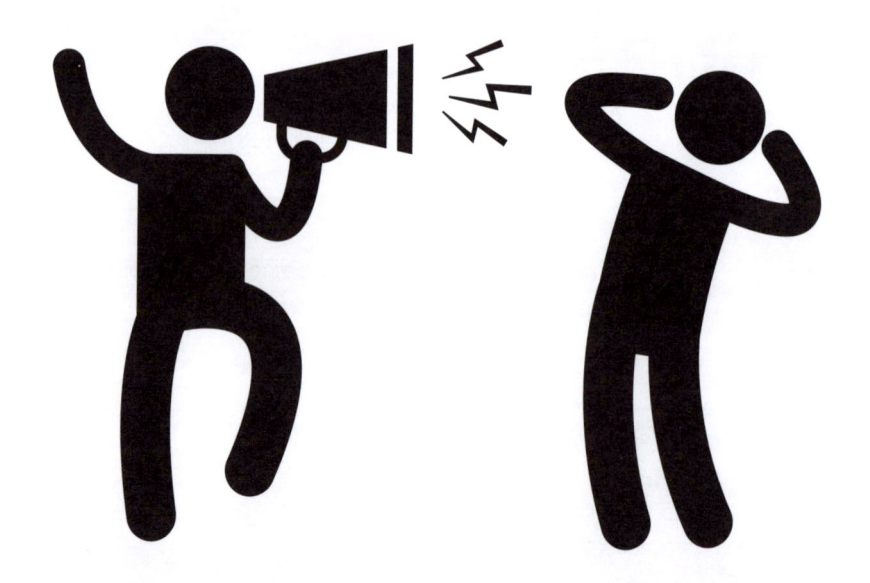

... Não acredito
na sabedoria
popular
em relação
à perda
de peso...

Não podemos acreditar no que nos dizem sobre como perder peso quando há uma epidemia de obesidade.

Por quê?
Descubra a sua verdade.

A sabedoria popular é aquela série de máximas antigas que você já ouviu um milhão de vezes:

Estão acima do peso, devem ser preguiçosos
Não têm força de vontade para perder peso
Faça mais exercício e coma menos para perder peso
Apenas se exercite mais
Não coma porcarias
Coma alimentos de baixo teor de gordura
Coma alimentos com baixo teor calórico ou contabilize as calorias
Faça seis refeições por dia
A culpa é sua por estar gorda

Todas essas sentenças são falhas e algumas são mentiras descaradas.

A minha favorita é "Coma alimentos de baixo teor de gordura" — balela! A maioria desses alimentos tem açúcares e outras substâncias nocivas. Por que você iria querer comer isso? Infelizmente, todos nós passamos pela fase da dieta de baixo teor de gordura.

A maioria comeu alimentos de baixo teor de gordura acreditando que seria o mais indicado — mas isso se provou falso. É só olhar à sua volta!

Regra nº 24

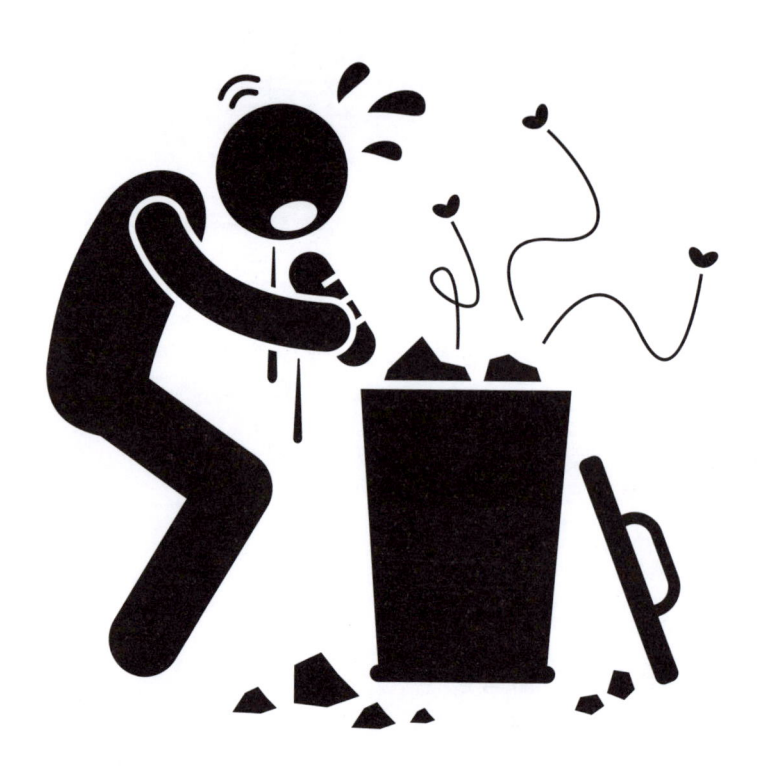

... A fome não é sua amiga...

Não é?

Quando você aumenta a ingestão de gorduras saudáveis e fibras, vai reparar que a sensação de saciedade dura mais tempo.

Esqueça a antiga crença de que, por estar com fome, está seguindo corretamente sua dieta.

Não é verdade.

Há um custo emocional alto quando se enfrenta a ânsia de comer, e você acaba sempre perdendo de alguma forma... e aí fica deprimida... Todos já nos encontramos algumas vezes descendo essa ladeira.

Não se permita chegar ao ponto de ficar faminta ou desesperada por comida. Se sentir tremores, é porque provavelmente ficou tempo demais sem comer — o que acaba levando a um cenário de más escolhas.

Quando você come bem, deve se sentir satisfeita por cerca de quatro horas. Se sentir fome, faça apenas um lanche. Certifique-se de levar sempre consigo petiscos saudáveis, só para garantir.

Saiba a hora da sua fraqueza. A minha é às 16h e às vezes depois do jantar. Sempre tenho chocolate amargo ou nozes e castanhas comigo.

É mais difícil seguir uma dieta balanceada e saudável quando se está morrendo de fome. É bem mais fácil ouvir seu corpo e comer quando sente pouca fome.

Dê a si mesma todas as chances de ser bem-sucedida, e você será!

Regra nº 25

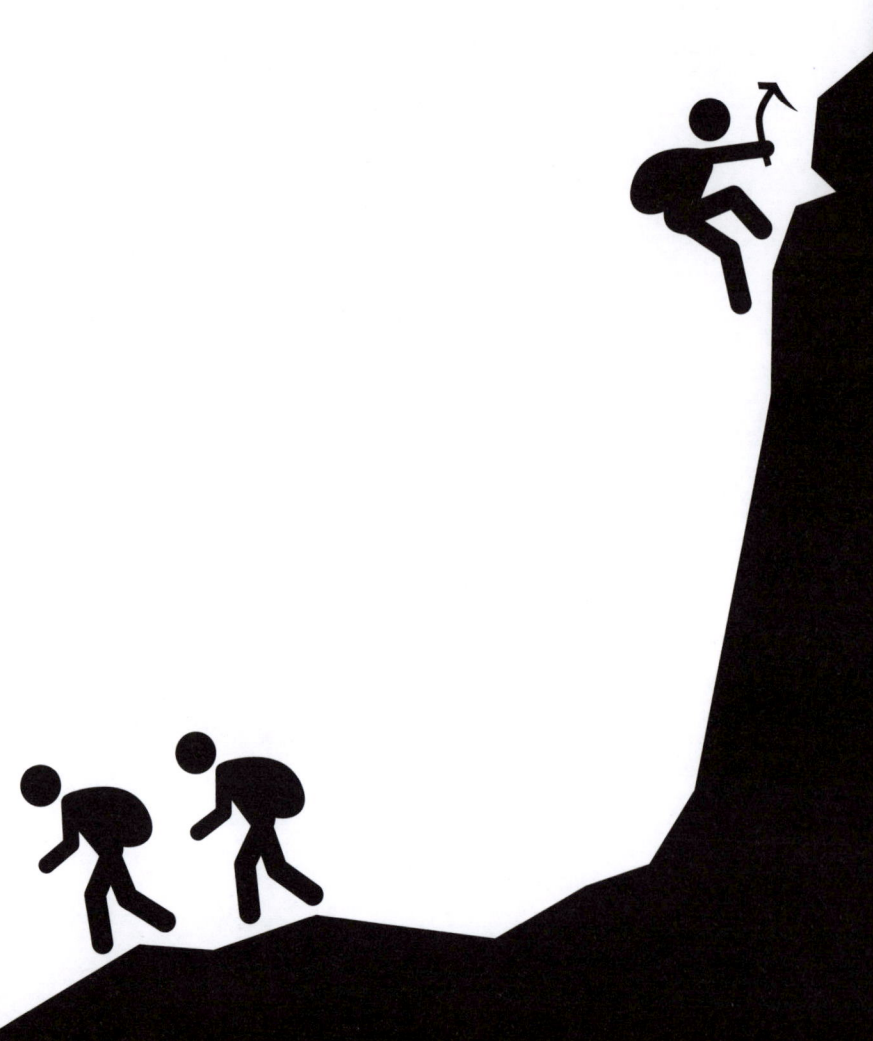

… Controlo minha ânsia por guloseimas doces…

Como?

Quando parei de ingerir caminhões de açúcar, minhas papilas gustativas se adaptaram. Agora, saboreio a verdadeira doçura nos alimentos — até nos legumes. Não é incrível?

Não sinto mais vontade de comer alimentos muito açucarados, pois os acho enjoativos. Antes de começar a perder peso, achava que dizer isso era cinismo, mas não é.

Se gosta de coisas doces, então assuma isso e se prepare. É uma boa ideia fazer para si alguma guloseima sem açúcar — há muitas receitas na internet. Sempre tenho algo assim na geladeira, às vezes preparado com xarope de malte de arroz sem frutose. Além desses petiscos, não se torture mantendo coisas açucaradas em casa — é mais fácil cair na tentação quando elas estão disponíveis. Não faça isso consigo mesma.

Recentemente fui a um concerto e minha companhia me comprou um chocolate comum para "comemorar" (eu sei, que coisa, né?). Depois de comer um bocado (não é infernal?!), quase vomitei. Fiquei muito, muito enjoada. Aprendi que NÃO estava sentindo falta de açúcar. Depois disso, ficou ainda mais fácil recusar doces e balas.

Procure pelo chocolate amargo com 80% ou 90% de cacau, pois ele contém uma quantidade mínima de açúcar (2,5 g ou meia colher de chá para cada porção de 20 g). Por ter um gosto mais forte, é difícil comer demais.

Quando ingerido com moderação, o chocolate amargo traz vários benefícios para a saúde:

Os grãos de cacau contêm flavanol, que tem propriedades antioxidantes que diminuem os danos celulares associados a doenças cardíacas, reduzem a pressão sanguínea e melhoram a função vascular.

Há uma quantidade maior de flavanol e menor de açúcar no chocolate amargo do que no chocolate ao leite. Eu me presenteio com dois pedacinhos diários.

Regra nº 26

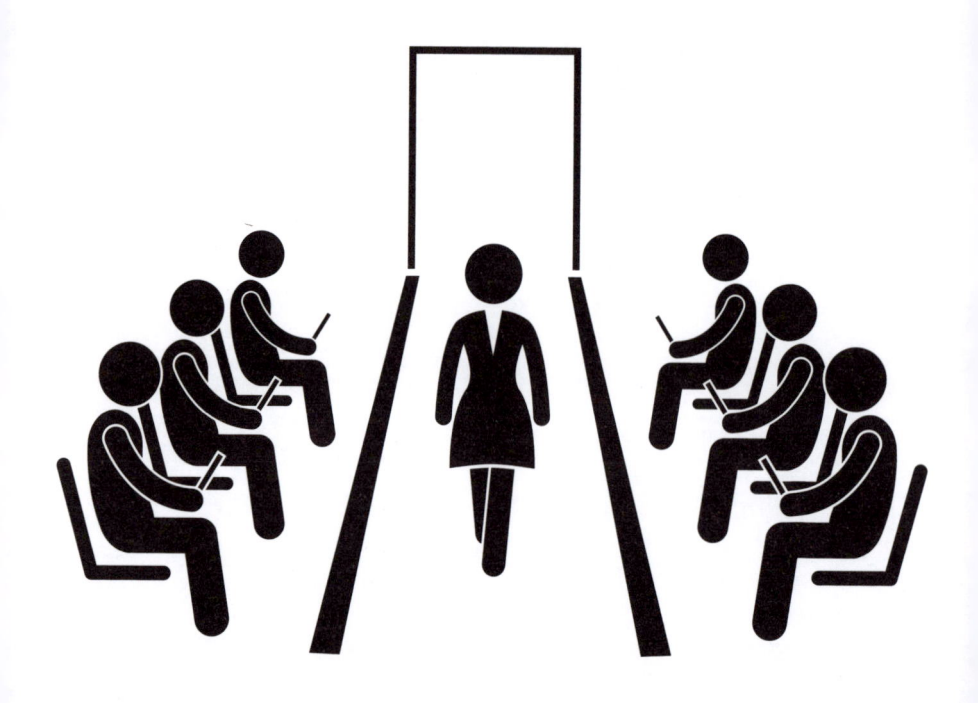

... Aceite a mídia com moderação...

Hummm?

É difícil ser gorda.
Na verdade,
é um SACO!

Como perder peso quando a comida supostamente saudável está cheia de ingredientes que engordam? É impossível.

Além de não ser saudável, há diversas questões sociais que acompanham o fato de estar acima do peso. E mais importante: a maioria das pessoas acima do peso que conheço não gosta nem um pouco de seus corpos e vive se menosprezando. Mulheres são especialistas nisso.

É muito frustrante perder peso e recuperá-lo de novo e de novo. Então nos culpamos por termos falhado. Mas agora você já deve ter entendido que, na maioria das vezes, não é culpa sua — e estou furiosa com as empresas alimentícias. Se dê um desconto — não assuma a responsabilidade por tudo.

Há muita pressão, em especial nas jovens, para que sejam lindas e supermagras como as modelos nas revistas. E sou uma das pessoas que perpetua este mito, já que sou responsável por penteados e maquiagens que fazem as modelos terem aquela aparência deslumbrante. Antes de a foto ser feita, elas gastam uma hora e meia com penteados e maquiagens. Então a foto é tratada com Photoshop para que sejam eliminadas quaisquer "falhas". O que você vê tem muito pouco de real.

Lembro-me de trabalhar em um anúncio para um produto dietético da moda que era importado. A modelo era linda — alta, manequim 34 ou 36. As fotos foram retocadas porque acharam que as coxas e o bumbum da modelo eram grandes demais — loucos! Mas acontece o tempo todo.

Mas, para ser bem franca, eu não pretendo ficar magérrima. Não acho bonito. Prefiro a aparência das modelos que têm manequins saudáveis nos tamanhos 42, 44, com busto e quadril. É esta minha aspiração. Proporcional e com curvas, por favor, como a modelo australiana Laura Wells — que também realiza um belo trabalho como ativista ambiental.

O que estou tentando dizer é que não aspire à perfeição inatingível da mídia — aquilo não é real. Seja o melhor que puder ser — é o suficiente. Na verdade, é muito mais do que suficiente.

Regra nº 27

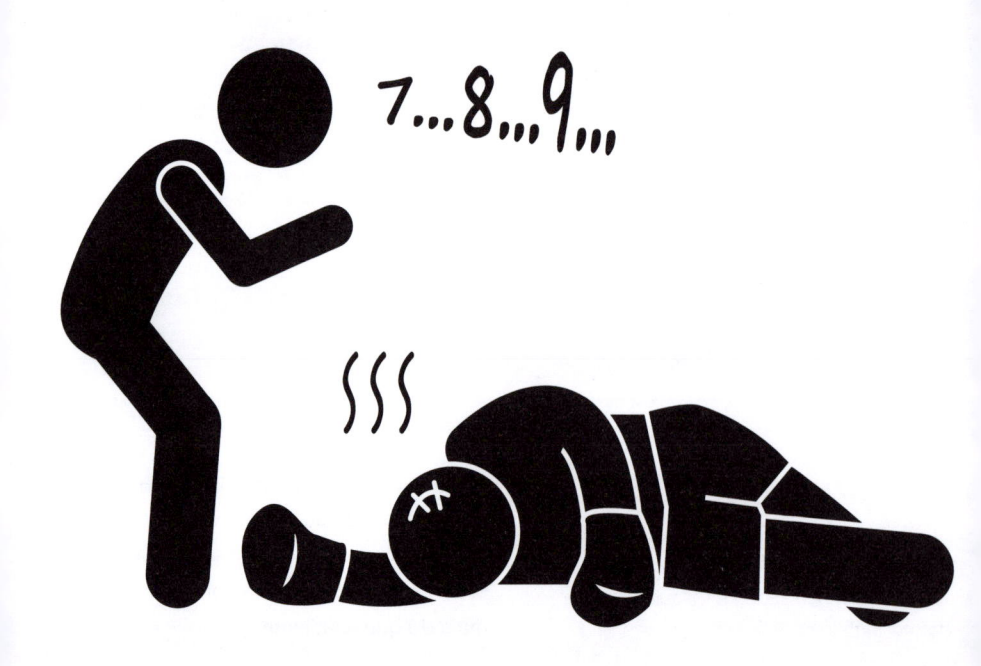

7...8...9...

... Pare de contar calorias...

É sério?

É irritante, demorado e desnecessário, se você seguir minhas regras de alimentação.

Regra nº 28

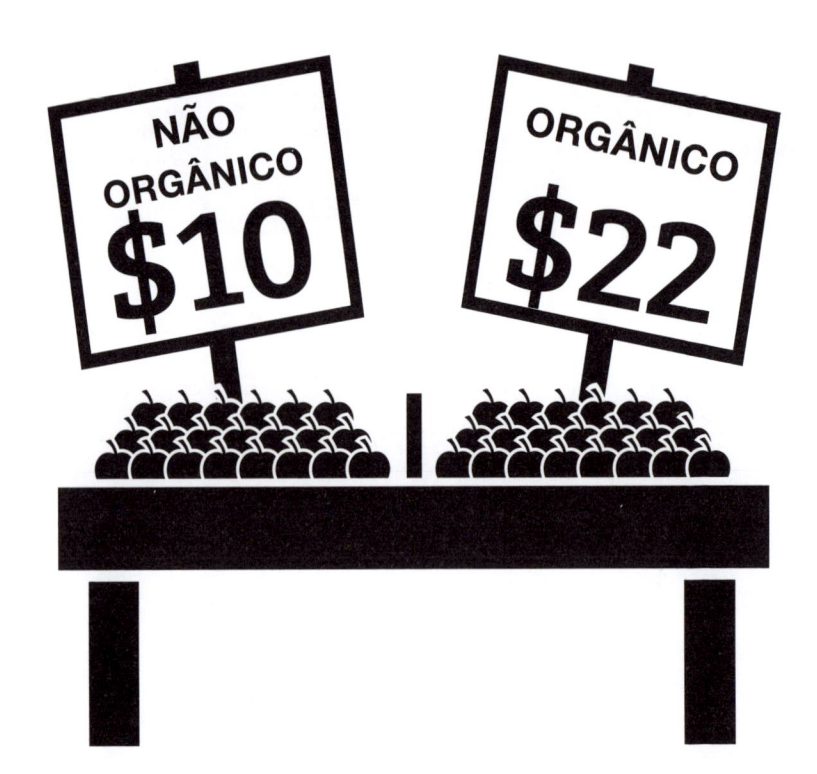

NÃO ORGÂNICO $10

ORGÂNICO $22

... Alimentos orgânicos não são necessariamente bons...

É sério?

Alimentos orgânicos integrais são excelentes, mas alimentos orgânicos processados não.

Verifique os rótulos para garantir que o que está comendo não tem um alto teor de gorduras, açúcares ou substâncias químicas ocultas.

Às vezes, há um alimento idêntico na gôndola de "alimentos comuns" por metade do preço. Quando alimentos são expostos na seção de comida saudável e rotulados como orgânicos, passam a custar uma fortuna.

Alguns alimentos supostamente saudáveis são, na verdade, barras de doce disfarçadas contendo um enorme teor de açúcar. Não acredite que tudo que está na gôndola de alimentos orgânicos ou saudáveis é bom — lembre-se: leia os rótulos dos alimentos.

Regra nº 29

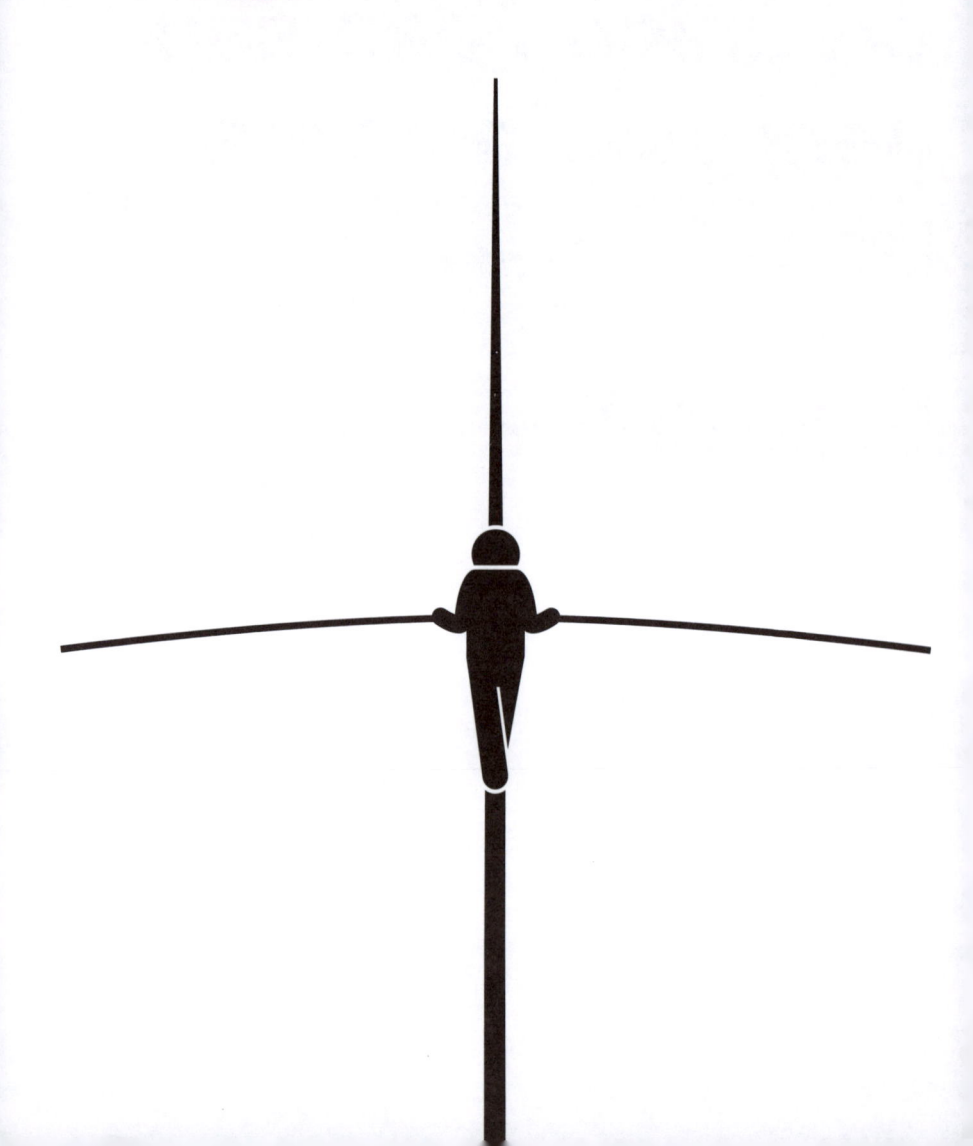

... Uso substitutos para o açúcar...
Quais?

Não gosto de adoçantes artificiais — acho que são industrializados demais e têm um sabor ruim. Eis aqui alguns — observe que nem os nomes soam naturais, e não me admira não gostar deles:

- Sacarina
- Aspartame
- Acessulfame-K
- Sucralose
- Neotame

Além do mais, os adoçantes artificiais continuam sendo testados para saber se fazem ou não mal ao nosso corpo em longo prazo. Por que arriscar?

O adoçante artificial mais "natural" é a estévia, que é o extrato de uma planta sem calorias, duzentas vezes mais doce do que o açúcar refinado — uma porção pequena dura muito. Mas não gosto do sabor que deixa na boca.

O meu substituto favorito é o xarope de malte de arroz. Eu o uso com parcimônia, já que seu teor glicêmico ainda é bem alto; em termos nutricionais, ele apresenta poucos outros benefícios, além de ser saboroso, mas pelo menos não tem frutose.

Regra nº 30

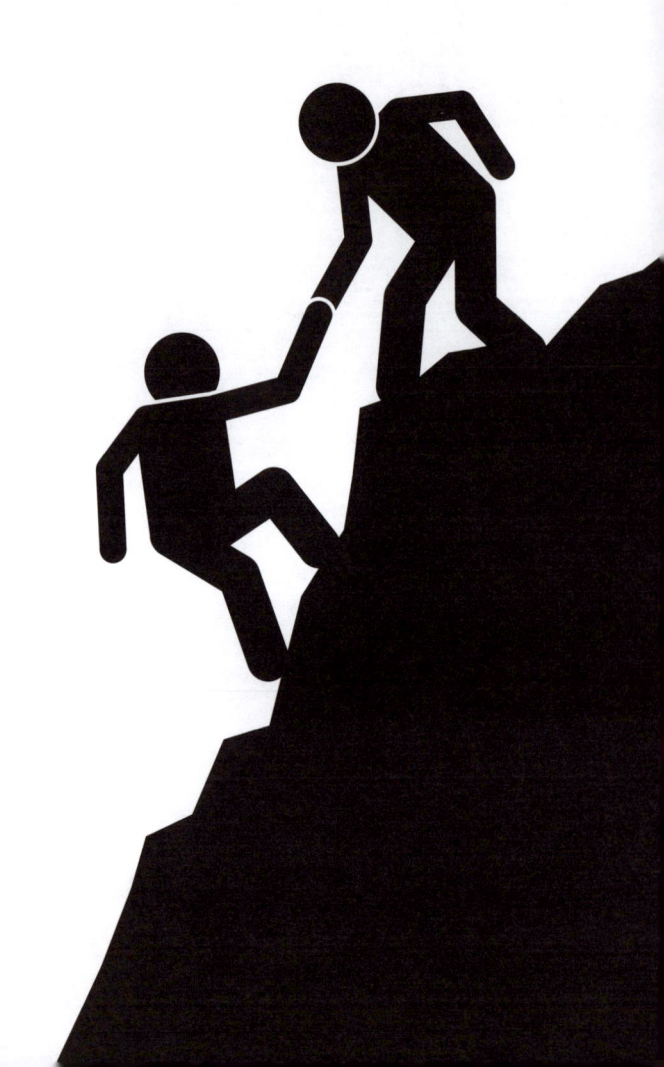

... Seja gentil consigo mesma e pense positivo...

Estamos combinadas?

Lembre-se, se você der uma escorregada: amanhã é um novo dia e traz uma nova oportunidade de ser saudável. Em outras palavras, seja gentil consigo mesma e *faça de si uma prioridade*.

Saia para caminhar ou vá passear com as crianças em suas scooters, não pare de se movimentar — isso ajuda seu estado de espírito e torna menos difícil se manter na linha. Lembre-se de que *o sucesso está fora da zona de conforto* — um clichê, mas uma verdade indiscutível.

Às vezes acho que manter a linha depende mais de disposição mental do que de outra coisa. Se estou zangada, desanimada ou cansada, fica mais fácil ingerir alimentos que não são bons para mim. **Sim, sou um pouco boca nervosa.**

Acredito que a perda de peso em longo prazo acontece quando você muda o teor das mensagens interiores que manda para si mesma. Diga para si que *pode* fazer isso, que está indo bem, que está de parabéns. Seja sua melhor amiga e incentivadora — o reforço positivo ajudará tanto em curto quanto em longo prazo. *Ações positivas levam a resultados positivos.* Tente fazer disso um hábito diário.

Também acho que conversar com outras pessoas sobre os hábitos saudáveis delas e compartilhar alguns dos meus é inspirador — se conseguir encontrar pessoas como você, que estão nessa mesma jornada por uma vida saudável, melhor ainda. Se puder se cercar de gente positiva sobre mudanças positivas, será fabuloso. Falar ajuda — *estamos todas juntas nessa!*

Imagine-se vivendo a vida que sonhou. *Acredite que você pode tornar isso real — porque pode mesmo.* Outro clichê totalmente verdadeiro!

Regra nº 31

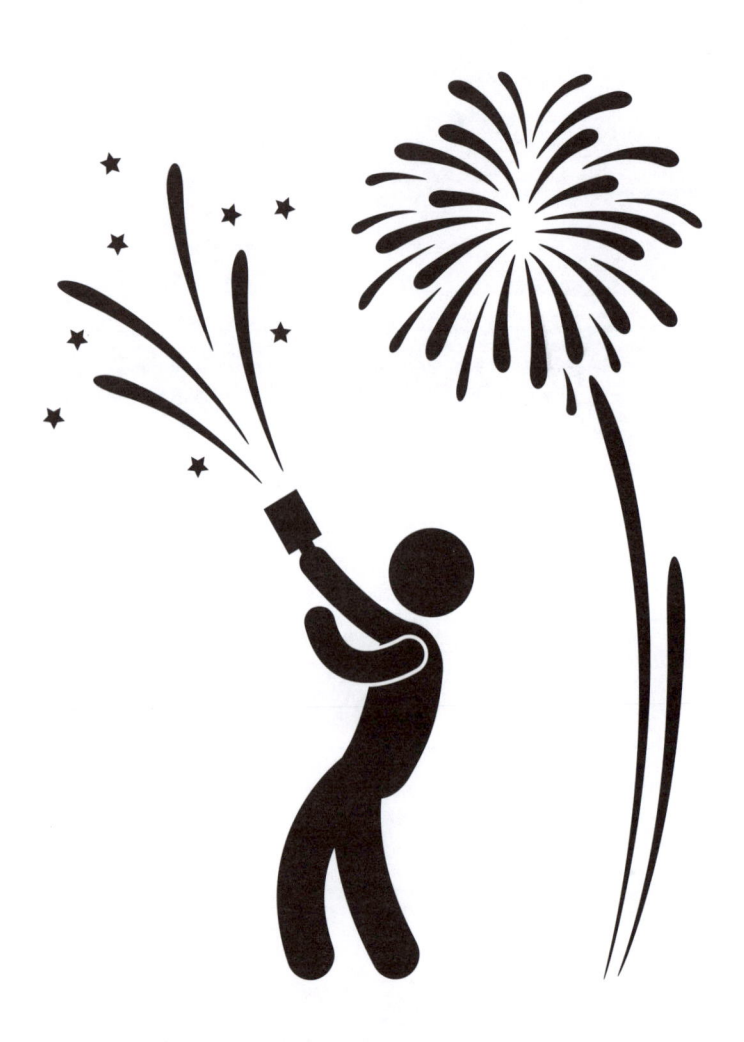

... Comemore seu sucesso e aguente seus períodos de estagnação...

Por quê?

Eu me presenteio com filmes, roupas ou brincos... Qualquer coisa que não seja um alimento processado cheio de açúcar. É quase um prêmio ver a balança descendo cada vez mais.

> **"As pessoas costumam esperar até alcançar seus objetivos em relação ao seu peso ideal antes de achar que podem se sentir bem com elas mesmas... e isso é burrice!"**
>
> – Claryssa Humennyj-Jameson

Tudo se resume a ser boa para si mesma... ser sua própria heroína. Faça porque é importante — assim como você é. Hoje em dia, adoro comprar roupas. E parece que não sou mais invisível para os vendedores, por alguma razão... Engraçado, não?

Enquanto estou transitando entre diferentes tamanhos de manequim, compro todas as minhas roupas em brechós e pontas de estoque ou em feiras — não quero gastar fortunas com coisas novinhas que logo estarão folgadas. Também gosto de comprar pela internet.

Se seu peso der uma estagnada — ou seja, você parar de perder peso por uma semana... ou três —, não se preocupe. Faz parte do processo de perda de peso e acontece com todo mundo. Fiquei estagnada por mais de três semanas e, sim, fiquei doida com isso... Mas passou.

E depois de um fim de semana em que fui escalar na Tasmânia, eu de fato ganhei peso — 1,5 kg. A princípio, fiquei muito decepcionada já que havia me exercitado e comido direito. Mas, como as roupas estavam mais folgadas, não senti como se tivesse ganhado peso e considerei que havia ganhado musculatura (que pesa mais que a gordura).

Às vezes, as balanças estão erradas. Antes de começar sua jornada para perder peso, cheque suas medidas e seu peso e anote na seção "Sobre Você" no final deste livro. A redução de suas medidas é outra maneira de acompanhar seu progresso.

Como começar

... Uma
coisa
de cada vez...

... E um dia de
cada vez...

Como começar

Logo antes de dar início a esse estilo de alimentação, consultei minha médica para fazer exames de sangue e um check-up a fim de ver como eu estava. Três meses depois, voltei e ficamos ambas surpresas com os progressos que eu tinha feito.

É uma boa ideia consultar seu médico antes de começar uma dieta — para ver se há alguma condição clínica que você desconhece.

Em seguida, você vai precisar fazer uma senhora compra saudável no supermercado.

E precisa fazer uma limpa nos armários da cozinha tirando todos os alimentos pouco saudáveis. Presenteie, doe, se livre deles!

Se estiverem em casa, à mão, é mais fácil cair na tentação.

Compre um pedômetro ou baixe um aplicativo para o celular que conte seus passos. Aparelhos que meçam seu sono e seus passos são ótimos. Tenha uma boa noite de sono, se levante, se pese e tire suas medidas — você está pronta para começar.

Para cada semana, escolhi uma tarefa difícil e uma fácil, até que estivesse fazendo tudo ao mesmo tempo. É claro que varia de pessoa para pessoa, dependendo de seus hábitos e do que considera fácil ou difícil.

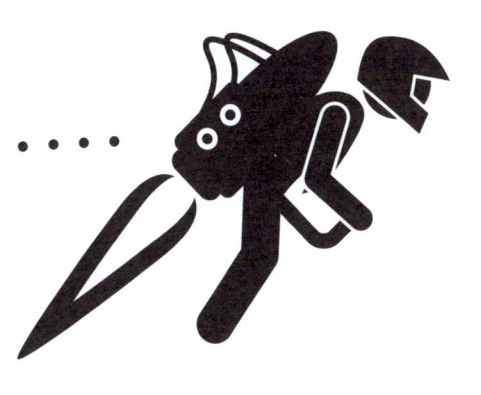

Semana 1
Comecei me livrando de toda a comida industrializada e escolhendo uma tarefa que achei que seria fácil… caminhar.

Semana 2
Abri mão do açúcar (o mais difícil para mim) e escolhi bons hábitos de sono.

Semana 3
Reduzi os carboidratos e abri mão com facilidade dos refrigerantes.

E assim por diante. Introduzindo novidades semanais, suas chances de sucesso aumentam. Algumas semanas serão mais fáceis do que outras — é assim mesmo, não desista. A recompensa é a perda de peso — de muito peso.

Qualquer que seja a forma de abordagem, você estará a caminho de uma nova versão de si mesma bem mais magra e saudável.

Perseverança e persistência são fundamentais.

O que tenho nos armários da cozinha

Laticínios
Ovos — à vontade
Iogurte — grego integral
Leite — integral
Creme de leite azedo
Queijo — adoro feta e halloumi
Manteiga ou manteiga ghee

Legumes
Couve-flor (boa para o arroz de couve-flor)
Abacate
Cenouras
Pimentas vermelhas — eu as preparo grelhadas
Batatas-doces
Abobrinha — para fazer em formato de macarrão
Tomates — gosto do tipo cereja
Abóbora — adoro grelhada
Folhas
Cogumelos — gostosos na torradinha do lanche
O que mais você gostar — não costumo comprar milho nem batatas.

Frutas
Frutas silvestres
Maçãs
Laranjas
Frutas da estação

Carne e peixe
Porco moído — à vontade
Bifes — gado alimentado com feno
Salmão — se tiver dinheiro!
Atum — enlatado, pescado de maneira ética
Frango — orgânico
Bacon — à vontade

Frutos secos e grãos
Frutos oleaginosos — compre uma variedade crua e sem sal
Leguminosas — uma variedade de secas e enlatadas
Vagens — uma variedade de secas e enlatadas
Sementes de abóbora — uso para fazer pão.

Líquidos

Óleo de coco — cru ou orgânico
Azeite extravirgem
Xarope de malte de arroz — para as minhas sobremesas sem frutose
Vinagre balsâmico
Creme e leite de coco
Vinagre de maçã com moderação

Despensa

Farinhas — lentilha, grão-de-bico, coco
Sementes de chia ou quinoa
Arroz — integral ou selvagem
Cereais — moídos, puros e sem açúcar
Temperos e ervas
Manteiga de amendoim — natural ou orgânica (é mais barata nas gôndolas de comida comum do que nas dietéticas)
Chocolate amargo — com 80% a 90% de cacau
Saquinhos de chá-verde
Café
Garrafas de água com gás
Pequenas embalagens herméticas

Exemplo de alimentação racional num dia típico

Beba água em jejum, com todas as refeições e durante o dia todo; beba chá-verde também.

7h — Primeira coisa, em jejum

Café com um pingo de leite integral (às vezes tomo dois cafés).

10h — Café da manhã — minha primeira refeição

Uma das seguintes opções:

- 2 fatias de pão proteico, ½ abacate (pequeno), 2 tiras de bacon
- 1 fatia de pão proteico, 2 ovos poché
- 30 g de farinha de aveia com iogurte e frutas silvestres
- 1 colher de sopa de sementes de chia com iogurte e frutas silvestres
- 2 fatias do pão da Bern, grelhado com queijo e tomate
- 2 ovos mexidos na manteiga, cogumelos, bacon e espinafre

14h — Almoço — é apenas uma mistura de proteína com muitas folhas

Uma das seguintes opções:

- Uma tigela de sopa — feita em casa, com legumes e vagens
- Uma salada verde grande com salmão ou galinha
- Qualquer mistura de salada verde e uma proteína
- Sashimi de salmão — adoro comida japonesa

16h — Lanche

Uma das seguintes opções:

- 30 g de castanhas cruas e sem sal
- Frutas silvestres — um pequeno punhado

18h — Jantar

Uma das seguintes opções:

- Peixe ou carne grelhada com vegetais ou salada
- Curry tailandês de leite de coco — feito com peixe, galinha ou legumes e servido com arroz de couve-flor
- Curry indiano — semelhante ao tailandês
- Salada verde com cebolas, tomate e parmesão fresco, temperada com azeite e vinagre balsâmico

18h45 — Lanche

2 pedaços de chocolate amargo com 80% de cacau

Não comer nada depois das 19h.

Por fim...

Você não precisa de sorte porque isso vai dar certo.

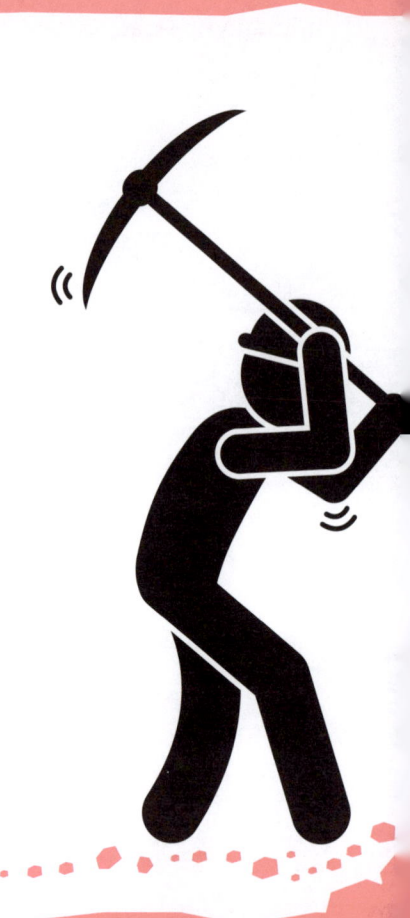

Não retome seus antigos maus hábitos e sua alimentação ruim. Aprenda o que faz bem a seu corpo e sua mente e não abra mão de si mesma, porque você merece isso.

Muita gente perde peso com dietas da moda e recupera tudo e um pouco mais em cinco anos. Veja as estatísticas de *O grande perdedor*: muitos dos participantes recuperaram o peso perdido, porque no mundo real não dá para se exercitar por horas e horas todos os dias. Quem tem tempo para isso? Ninguém! Minha vida costuma ser agitada e ocupada.

A perda de peso tem que ser viável. É uma mudança no estilo de vida em longo prazo. Não se torne parte das estatísticas — você precisará se manter distante do açúcar e dos alimentos industrializados para sempre.

É um equilíbrio tênue: se sinto compulsão por alimentos açucarados, sei que preciso cortar qualquer coisa doce do menu por algum tempo. Para mim é viciante de verdade. E aprendi a aceitar que não consigo lidar com isso.

Duas vezes por semana, me peso de calcinha e sutiã para ficar de olho no meu progresso. Se posso fazer isso, você também pode.

Acredite em si mesma.

Manutenção

Depois de atingir sua meta de peso ou tamanho, é possível pensar em aumentar um pouco a quantidade de frutas ou comer um pouco mais de carboidratos — ou talvez não fazer mais o jejum intermitente todas as noites... A escolha é sua.

Você vai dar ao seu corpo mais das comidas nutritivas e saudáveis que ele merece — acredito que você não voltará aos maus hábitos porque terá aprendido o que faz bem ao seu corpo. E estará num longo caminho rumo a uma vida saudável.

Encontre o equilíbrio na comida e no estilo de vida que você pode adotar, para sempre. A melhor vida possível.

Boa sorte.

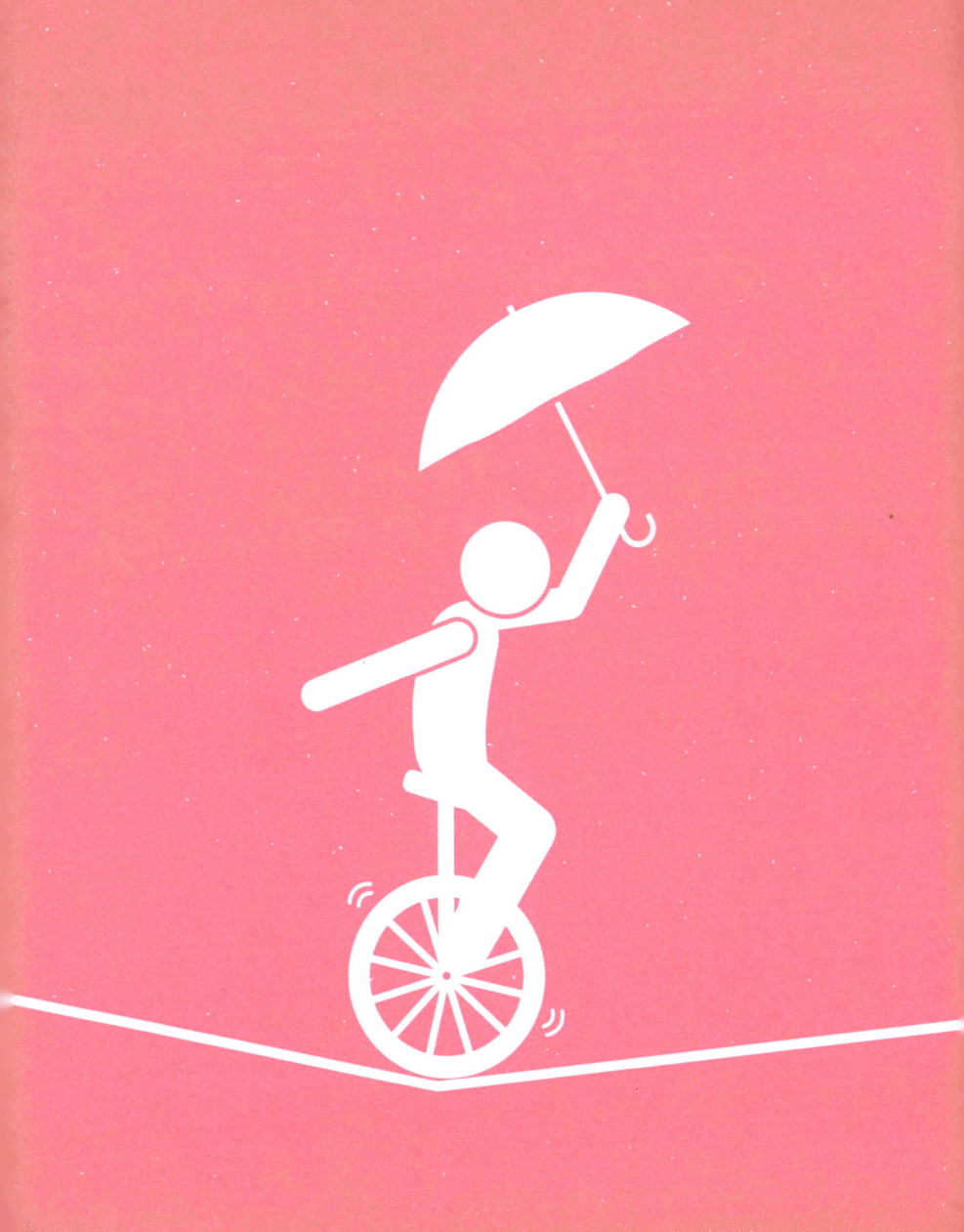

Alguns dos estudos médicos que li

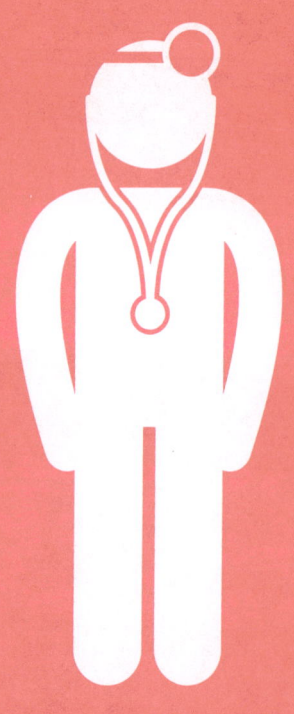

Avena, Nicole M., Pedro Rada e Bartley G. Hoebel. "Evidence for Sugar Addiction: Behavioral and Neurochemical Effects of Intermittent, Excessive Sugar Intake." Neuroscience and biobehavioral reviews 32.1 (2008): 20-39 PMC, Internet. 21 de julho de 2016.

DiNicolantonio JJ, Lucan SC. The wrong white crystals: not salt but sugar as aetiological in hypertension and cardiometabolic disease. Open Heart 2014; 1: e000167. Doi:10.1136/openhrt-2014-000167.

Mozaffarian D, Hao T, Rimm EB, Willett WC, Hu FB. Changes in diet and lifestyle and long-term weight gain in women and men. N Engl J Med, 2011;364:2392-404.

Jacobson, M. Liquid Candy: How Soft Drinks are Harming Americans' Health, Washington, DC: Center of Science in the Public Interest; 2005.

17 de fevereiro de 2001; 357 (9255); 505-8. "Relation between consumption of sugar-sweetened drinks and childhood obesity: a prospective, observational analysis. Ludwig DS1, Peterson KE, Gortmaker SL.
Institute of Medicine. Accelerating Progress in Obesity Prevention: Solving the Weight of the Nation. Washington, DC: National Academies Press; 2012.

Hung, H.C., et al. Fruit and vegetables intake and risk of major chronic disease. J Natl Cancer Inst, 2004, 96 (21): p 1577-84.

The Visual Illusions of Food: Why Plates, Bowls, and Spoons Can Bias Cosumption Volume
Brian Wansink1 and Koert van Ittersum2
1 AEM, Cornell, 110 Warren Hall, Cornell University, Ithaca, NY, 14850.
2 Marketing, Georgia Tech, 100 Dupree Hall, Atlanta, GA, 32196.

Drinking water is associated with weight loss in overweight dieting women independent of diet and activity. Stookey JD, Constant F, Popkin BM. Obesity Silver Spring, Md.), setembro de 2008; 16(11): 1930-7381.

University of Minnesota. "15-year Study Shows Strong Link Between Fast Food, Obesity And Insulin Resistance." ScienceDaily. ScienceDaily, 19 de janeiro de 2005. www.sciencedaily.com/releases/2005/01/050111152135.htm.

A Systematic Review of the Literature on Intermittent Fasting for Weight Management. Catherine Hankey (1), Dominika Klukowska (1) e Michael Lean (1). Abril de 2015. The FASEB Journal.

Association between reduced sleep and weight gain in women. Patel, SR (1) Malhotra A, White DP, Gottlieb DJ, Hu FB. Informação sobre o autor:
(1) Division of Pulmonary and Critical Care Medicine, University Hospitals of Cleveland, Case Western Reserve University, Cleve-

land, OH 44106, Estados Unidos. srp20@case.edu.

Acute sleep deprivation reduces energy expenditure in healthy men.
Benedict C (1), Hallschmid M, Lassen A, Mahnke C, Schultes B, Schiöth HB, Born J, Lange T. Publicado originalmente em 6 de abril de 2011, doi: 10.3945/ajcn.110.006460 Am J Clin Nutr. Junho de 2011. Vol. 93 nº 6, 1229-1236.

Dietary fiber and weight regulation. Howarth NC (1), Saltzman E, Roberts SB.
Informação sobre o autor:
Jean Mayer USDA Human Nutrition Research Center on Aging at Tufts University, Boston, MA, 02111, Estados Unidos.

Caffeine and coffee: their influence on metabolic rate and substrate utilization in normal weight and obese individuals. Acheson KJ, Zahorska-Markiewicz B, Pittet P, Anantharaman K, Jéquier E. Março de 2008; 87 (3): 778-84.

Green tea extract ingestion, fat oxidation, and glucose tolerance in healthy humans. Venables MC (1), Hulston CJ, Cox HR, Jeukendrup AE.
Informação sobre o autor:
Human Performance Laboratory, School of Sport and Exercise Sciences, The University of Birmingham, Birmingham, Reino Unido.

Agradecimentos

Terence Langendoen, Lilli Langendoen, Claire Fisers, Jakki e Johann Bilsborough, Myrtle Jeffs, Mel Krienke, Claryssa Humennyj-Jameson, Kylie Starling, Felicite Phillips, Michael Heath, Harriet Reuter Hapgood, Christian Lockwood, Jack Lockwood, Michael Lenihan, Julie Spalding, Lisa Tyler, Natalie Kirby e demais modelos, diretores de arte, clientes, atletas, treinadores e fotógrafos com quem trabalhei, que conversaram comigo sobre nutrição e me encorajaram — agradeço a todos.

Siga Bernadette na mídia

- Twitter: @bigweightlossau
- Facebook: @littlebookbigweightloss
- Instagram: @littlebookofbigweightloss
- Pinterest: pinterest.com/bernfish/the-little-book-of-big-weightloss/

thatdietbook.com

Também disponível em e-book